비만,
왜 ———
만병의
근원인가

김영진 지음

BM 성안당

머리말

원래 인간은 몸에 적합한 음식만 잘 섭취하면 날씬한 몸매와 건강을 유지하면서 생활하도록 설계돼 있습니다. 하지만 현재 전 세계의 인류는 과거 어느 때보다도 과체중과 비만으로 골머리를 앓고 있습니다.

이제 '비만'은 고소득 국가는 물론, 저소득 국가에 이르기까지 유행병처럼 확산된 전 세계적인 문제입니다. 2013년 6월, 인구의 60퍼센트가 과체중이거나 비만인 미국에서는 '비만'을 일종의 질병으로까지 규정했습니다.

비만은 더 이상 한 개인의 책임이 아니라 사회 전체 시스템의 문제로 자신의 의지만으로는 해결하기 매우 힘든 질병이 된 것입니다. 하지만 그렇다고 해서 전혀 해결책이 없는 것은 아닙니다.

비만의 원인은 몸속의 비만세균, 영양 불균형, 잘못된 음식 선택, 불규칙한 생활, 스트레스, 여성 호르몬 감소, 수면 부족, 저체온 등이 관련돼 있다는 것이 최근에 밝혀졌기 때문에, 20세기에 유행하던 칼로리 제한만으로는 결코 비만을 해결할 수 없습니다. 과거의 칼로리 계산 위주의 상식에서 벗어나 21세기의 최신 영양학에 근거한 식생활을 하면 날씬한 몸매와 건강이라는 두 마리의 토끼를 잡을 수 있다는 새로운 지식을 알게 될 것입니다.

이 책의 1부에서는 '비만이 만병의 근원'이라는 사실에 대한 경각심을 일깨우고자 했으며, 2부에서는 다이어트에 성공하기 위해서 꼭 알아야 하는 '비만의 원인'을 정리했습니다. 3부에서는 '올바른 음식 선택'이 비만을 해결하는 지름길이라는 것을 강조하였고, 마지막 4부에서는 '다이어트와 관련된 Q&A'를 정리하였습니다.

일부 내용은 논문처럼 다소 딱딱할 수 있지만, 다이어트에 성공하기 위해서는 반드시 알아야 할 가장 중요한 기본 지식입니다. 이 책을 통해 인내심을 갖고 작은 것부터 조금씩 실천하면 분명 다이어트 성공이라는 큰 기쁨을 만끽할 수 있으리라 생각합니다. 이 책의 최신 정보가 많은 분들께 비만 걱정 없이 날씬하고 건강한 삶을 사는 데 도움이 되기를 진심으로 바랍니다.

2019년 여름
김영진

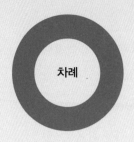

차례

4부 ● 다이어트에 성공하는 Q&A

비만, 왜 만병의 근원인가

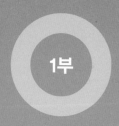

1부

비만,
왜 만병의 근원인가?

복부비만으로 고민하는 40대 A 씨는 건강검진 때마다 혈당 수치가 높다는 결과지를 보면서 항상 우울한 기분에 휩싸이곤 합니다. 몽골로이드(황인종)에 속하는 동양인은 서양인보다 비만인이 되기 쉽습니다. 그리고 서양인은 비만으로 인해 당뇨병 환자가 되는 데 대략 20~30년 걸리지만, 동양인의 경우는 10~15년이 걸린다는 조사 결과가 있습니다.

1___ 비만의 현주소

더 비싼 비만인 전용 좌석

비만인이 가장 많기로 소문난 남태평양의 섬에 있는 사모아 항공사는 2013년부터 세계 최초로 항공료를 체중 단위로 계산하기로 결정해 세계의 많은 주목을 받았습니다. 이런 기발한 아이디어를 적용하고 있는 사모아 항공사는 체크인할 때 1킬로그램 단위로 단가를 정해 승객의 화물과 합산해 요금을 책정하고 있습니다.

사모아는 1962년 독일로부터 독립한 서(西)사모아와 미국령에 속해 있는 동(東)사모아로 분리돼 있는데, 동사모아인의 93퍼센트가 비만 판정을 받았습니다.

이제까지 전 세계의 모든 항공사는 1인당 항공 요금을 사람 단위로 책정했는데, 이를 체중 단위로 바꿨다는 것은 비만인들 때문에 골치가 아팠던 항공사의 입장에서는 반가운 소식입니다.

한편 휠체어로 이동하는 초고도 비만인의 경우, 옆 좌석을 비워두고 두 사람 몫의 항공 요금을 받는 항공사도 있습니다. 또 다른 사례로는 국민의 약 50퍼센트가 과체중 또는 비만으로 분류되는 브라질에서 2014년에 개최된 월드컵 축구경기 기간에 새로 생겨난 '월드컵 시트'라는 비행기 좌석 제도를 들 수 있습니다. 키 180센티미터 이상, 체중 100킬로그램 이상의 사람에게 적용하는 '비만인 전용 좌석' 제도는 전 세계로 확산될 조짐이 보입니다. 물론 비행기 요금이 더 비싸지는 것은 당연한 일이겠죠.

추가로 부담하는 세금

세계보건기구(WHO)의 통계에 따르면, 비만이 직접적인 원인이 돼숨진 사람만 2015년 400만 명에 이릅니다.

이러한 이유로 '비만과의 전쟁'에 나선 세계보건기구는 2016년 10월 11일 '설탕세' 도입을 공식 권고했습니다. 이 권고의 요지는 청량음료 등에 들어 있는 당류, 트랜스지방이 많이 포함된 음식에 20퍼센트의 세금을 부과해 소비를 감소시켜야 한다는 것입니다. 이러한 세금을 흔히 '비만세(肥滿稅, fat tax)'라고 하는데, 이러한 제안이 있기 전부터 이미 시행하고 있는 나라들도 있고, 2017년부터 비만세를 부과했거나 부과할 예정인 국가가 20여 개에 이릅니다.

≪멕시코 2013년 멕시코에서는 비만세를 도입한 이후 청량음료 소비량이 7.6퍼센트 감소하는 효과를 거뒀습니다.

≪칠레 2014년 청량음료에 추가 세금을 부과하는 제도를 도입했을 뿐 아니라 담배와 마찬가지로 '위해 성분 함유' 경고를 부착하도록 했습니다. 이러한 규제 덕분에 아동·청소년의 청량음료 섭취가 크게 줄어들었고, 2013년까지 세계 1위였던 국민 1인당 청량음료 섭취량이 비만세 노입 6개월 만에 60퍼센트나 감소했습니다.

≪미국 2015년 캘리포니아주 버클리, 2017년 펜실베이니아주 필라델피아에서 설탕이 들어간 음료수에 비만세를 부과한 결과, 청량음료 소비는 21퍼센트 줄고, 생수 판매량은 15.6퍼센트 늘어났습니다.

≪인도 2017년부터 물품 부가세 및 서비스세를 부과했고, 4단계의 기본 세율 중 가장 높은 28퍼센트의 세금을 청량음료에 적용하고 있습니다.

≪태국 2017년 9월부터 청량음료에 14퍼센트의 세금을 부과했고, 2023년까지 세율을 단계적으로 인상한다고 합니다.

≪필리핀 2018년 1월부터 감미료가 포함된 청량음료에 비만세를 도입했는데, 과당과 포도당 액상액에는 2배나 되는 세금을 부과했습니다.

≪**영국** 2018년 4월 영국 정부는 어린이와 청소년의 비만을 막기 위해 설탕이 들어간 청량음료에 '설탕세'를 부과하기 시작했습니다. 이렇게 거둔 세금을 학교나 아침 스포츠 클럽의 활성화 등에 사용할 예정이라고 합니다.

≪**한국** 2018년 9월 대한비만학회가 개최한 국제학술대회에서 외국의 글로벌 비만 정책 전문가들이 한국도 설탕세 도입을 적극적으로 검토해야 한다고 제안한 바 있습니다.

≪**기타** 말레이시아, 베트남, 싱가포르, 인도네시아에서도 청량음료에 비만세 도입을 검토하고 있습니다.

짧은 평균 수명

우리는 흔히 몸이 비대할수록 수명이 짧다고 생각합니다. 이와 관련된 몇 가지 사례로 체중이 500킬로그램을 넘어 세계에서 가장 뚱뚱한 사람으로 알려진 이집트인 여성 '이만 압델 아티(37세)'가 2017년 2월 화물기에 실려 인도로 이송돼 여러가지 치료를 받고 4주 만에 120킬로그램 감량에 성공했지만, 7개월 후인 9월에 숨졌습니다.

그다음으로 뚱뚱한 사람은 체중 450킬로그램의 멕시코 '안드레스 모레노(38세)'입니다. 전직 경찰관인 그는 혼자서 씻거나 옷을 입는 일과 같은 일상생활이 불가능해 수술을 받고 130킬로그램을 감량

했습니다. 하지만 2015년 12월 병원으로 이송되던 도중 숨을 거뒀는데, 사망 원인은 복막염과 심장마비였습니다.

몸이 뚱뚱할수록 우승 확률이 높은 일본의 씨름(스모) 선수들의 평균 체중은 160킬로그램에 가깝습니다. 최고의 비만 선수로 기록된 사람은 285킬로그램의 미국 하와이 출신 '고니시키'였습니다. 이들의 평균 수명은 일반인의 평균 수명보다 20여 년 짧은 60세로 알려져 있습니다. 실제로 일본 준텐도대학교 '이나바 유타카' 교수팀의 연구 결과에 따르면, 1898년부터 활약한 스모 선수 664명의 평균 수명이 보통 일본 남자들의 평균 수명보다 약 20년 이상 짧은 것으로 나타났습니다. 또 다른 연구팀의 발표에서는 1900년 이후 현재까지 사망한 초고도 비만 스모 선수들의 자료를 검토한 결과, "150킬로그램을 초과한 이들 대부분이 각종 질병으로 고생하다가 50세가 되기 전에 사망한 것으로 확인됐다"고 밝혔습니다.

세계적으로 유명한 의학 전문지 〈란셋(The Lancet)〉 2016년 7월 13일 인터넷판에는 미국 하버드대학교 공중위생대학원과 영국 케임브리지대학교가 중심이 돼 연구한 결과가 발표됐는데, 중증 비만이 되면 평균 수명이 약 10년 짧아진다는 기사가 실렸습니다. 이는 32개국에서 300개 이상의 연구 기관과 500명 이상의 연구원들이 참여해 1970~2015년의 45년 동안 1,060만 명의 데이터를 종합적으로 분석한 결과에 따른 것입니다.

연구팀은 아시아, 유럽, 북아메리카, 오스트레일리아, 뉴질랜드에서 흡연자, 만성 질환자, 5년 이내에 사망한 사람을 제외하고 마지막까지 생존한 395만 1,455명의 데이터를 종합한 결과, '중증 비만인의 수명이 평균 약 10년 짧았으며, 2명 중 1명은 70세 이전에 사망할 가능성이 있다'라는 결론을 얻었습니다.

구체적으로는 체질량지수(Body Mass Index, BMI)가 22.5~25인 표준 체중에서는 사망 위험도가 가장 낮고, 비만 이전 단계인 과체중 단계부터 높아져 25~27.5에서는 7퍼센트, 27.5~30에서는 20퍼센트, 30~35에서는 45퍼센트, 35~40에서는 94퍼센트, 40 이상에서는 3배 가까이 높아졌습니다. BMI 25부터 시작해 수치가 5단위씩 높아질 때마다 사망 위험도가 31퍼센트씩 높아진 셈이 됩니다.

질환별로 분석해보면 BMI가 5단위씩 높아질 때마다 심혈관계 질환자의 사망 위험도는 49퍼센트, 호흡기 질환자는 38퍼센트, 암환자는 19퍼센트 각각 높아졌습니다. 특이한 점은 고령자보다 젊은이, 여성보다 남성이 비만으로 사망할 위험도가 높다는 것입니다.

'약간 통통한 사람이 장수한다'라는 비만의 역설로 인해 과체중과 비만 해소에 소극적인 사람이 많은데, 이 연구 결과 비만과 장수 사이에는 인과 관계가 없다는 것이 밝혀졌습니다.

각종 연구 결과를 보면 알 수 있듯이 비만은 고혈압, 고지혈증, 고혈당, 당뇨병과 같은 성인병을 일으키고, 뇌졸중과 심근경색으로 진행되므로 건강 장수를 위해서는 가장 먼저 비만을 해소하고 표준 체중을 유지할 필요가 있습니다.

표준 체중인보다 작은 뇌의 크기

2016년 8월 영국 케임브리지대학교 연구팀은 "사람은 나이가 들면서 뇌의 기능이 쇠퇴하는데, 비만이나 과체중인 사람의 뇌는 정상인보다 10년 정도 빨리 노화된다"고 밝혔습니다.

이 연구팀은 20세부터 87세까지의 473명을 대상으로 조사를 시행했는데, 참여자 중 약 절반이 표준 체중, 약 30퍼센트가 과체중(BMI 25~30미만), 약 20퍼센트가 비만(BMI 30 이상)이었습니다. MRI 검사로 뇌 구조를 조사하자 표준 체중인 사람보다 과체중이나 비만인의 뇌 부피가 감소해 뇌의 노화가 10년 정도 빨라졌다는 것입니다.

연구팀의 일원인 '리사 로난' 박사는 "사람은 나이가 들수록 뇌 부피가 자연스럽게 줄어들지만 과체중이나 비만인의 뇌가 크게 줄어드는 이유는 명확하지 않다. 현재로서는 왜 뇌에 변화가 발생하는지 과학적으로 해명되지 않았다. 하지만 체중이 증가하면서 뇌가 나쁜 영향을 받기 쉽다는 것만은 분명해 보인다. 비만과 알츠하이머 치매 사이에는 밀접한 관련이 있을 가능성이 있으므로 이 시스템을 밝힐 필요가 있다"고 말했습니다.

연구팀의 '파울 플렛처' 교수도 "우리는 비만도가 증가하는 고령 인구 시대에 살고 있다. 따라서 비만이 알츠하이머 치매에 어떤 영향을 미치는지 확인해야만 한다"고 말했습니다.

결론적으로 뇌가 노화되면 뇌의 부피가 작아진다는 것, 즉 신경세포가 줄어든다는 것입니다. 신경세포가 줄어들면 정보를 빨리 전달하는 것이 불가능해지며, 과거의 기억을 회상하는 데도 많은 시간이 걸리고, 건망증이 심해집니다.

2019년 1월 영국 러프버러대학교 연구팀은 학술지 〈신경학(Neurology)〉에 "BMI가 높고 허리둘레의 비만이 심할수록 뇌의 부피가 작아진다"는 연구 결과를 발표했습니다. 이 연구 결과를 통해 비만으로 인한 뇌의 수축이 치매 발병 위험과 밀접한 관련이 있다는 것을 알 수 있습니다.

연구팀은 중년층 영국인 9,652명을 대상으로 BMI와 허리·엉덩이 둘레 비율을 측정한 후 뇌의 수축을 초래할 수 있는 연령, 신체적 활동성, 흡연, 고혈압 등과 같은 요인도 함께 고려하면서 MRI로 뇌의 부피를 측정했는데, "허리·엉덩이 비율이 가장 높은 사람의 뇌 부피가 전체 그룹에서 가장 작았다"고 발표했습니다. 이 보고서의 저자인 '마크 해머' 박사는 "허리둘레 지방이 늘어나는 것에 반비례해 뇌의 부피가 줄어들었다"고 말했습니다.

2 __ 비만
판정 기준

어떤 사람이 '과체중'인지 '비만'인지를 판정하는 데는 흔히 BMI를 기준으로 하는 경우가 많습니다. 하지만 일부 학자들은 이러한 판정 기준이 너무 획일적이기 때문에 비만을 판정하기에는 부정확한 방법이라고 지적합니다. 왜냐하면 비만을 판정하는 데는 체지방률을 기준으로 해야 하는데, 체질량지수 즉 몸무게와 키만으로 판정하기 때문입니다.

정상적인 체지방률은 남성의 경우 10~18퍼센트, 여성의 경우 18~28퍼센트로 여성이 남성보다 50~80퍼센트나 높은데도 남녀 구분 없이 일률적으로 적용하는 것은 적합하지 않습니다. 신체의 근육은 같은 부피의 지방보다 무거우므로 사람에 따라 차이가 나기 마련인데, 남성은 여성보다 지방이 적고 근육이 많기 때문에 여성보다 훨씬 날씬한데도 BMI는 더 높게 나오는 모순이 있습니다.

일반적으로 체중 판정에는 '체중÷키÷키=BMI'라는 공식을 적용해 계산합니다. 예를 들어 체중이 60킬로그램, 키가 1미터 60센티미터인 경우에는 60÷1.60÷1.60=23.4가 됩니다. 유엔의 세계보건기구 기준으로는 보통 체중에 속하지만 우리나라의 기준으로는 비만 전단계인 과체중에 속합니다. 세계보건기구에서는 동양인보다 체격이 월등히 큰 서양인을 기준으로 해서 25 이상, 국내에서는 23 이상부터 과체중으로 분류합니다.

비만도 판정 기준

국제(WHO) 기준		동양인 기준	
BMI	판정	BMI	판정
18.5 미만	저체중	18.5 미만	저체중
18.5~25	보통 체중	18.5~23	보통 체중
25~30	비만 전단계(과체중)	23~25	비만 전단계(과체중)
30~35	1단계 비만(경도 비만)	25~30	1단계 비만(경도 비만)
35~40	2단계 비만(고도 비만)	30~35	2단계 비만(중등 비만)
40 이상	3단계 비만(초고도 비만)	35~40	3단계 비만(고도 비만)
		40 이상	4단계 비만(초고도 비만)

참고로 자신의 적합한 체중을 판정하는 데는 남성은 '키×키×22=적합한 체중', 여성은 '키×키×21=적합한 체중'이라는 공식을 적용하기도 합니다. 예를 들어 키가 1미터 62센티미터의 여성이라면 1.62×1.62×21=55.11로 약 55킬로그램이 적합한 체중이라는 계산이 나옵니다.

3 _ 세계적인 유행, 비만

비만, 쓰나미처럼 퍼지다

2018년 3월에 영국의 건강식품회사인 'Forza Supplements'가 발표한 '주요 비만 국가'를 살펴보면 흥미 있는 사실을 발견할 수 있습니다.

다음 도표는 비만 국가의 순위가 아니지만 1~9번까지는 국민소득이 높으며 대부분 고지방, 고단백질, 고칼로리 위주의 식생활로 인해 국민 대다수가 과체중이거나 비만(평균 체중이 약 75~89킬로그램)인 반면, 10번 일본은 평균 BMI가 23.1이지만 역시 과체중에 속한다는 것을 알 수 있습니다.

주요 비만 국가

순번	국가	평균 체중(kg)	키(cm)	평균 수명	평균 BMI*
1	미국	88.9	176	76.9	28.7
2	오스트레일리아	85.9	175	80.9	28
3	영국	83.9	177	79.4	26.8
4	네덜란드	83.5	182	80	25.2
5	독일	82.5	180	78.7	25.4
6	아일랜드	80.7	176	79.4	26
7	프랑스	77.1	175	79.4	25.1
8	이탈리아	76.2	174	80.5	25.1
9	스페인	74.8	173	80.1	25
10	일본	67.6	171	80.9	23.1

지금은 전 세계적으로 국민 소득과는 관계없이, 저소득층일수록 과체중과 비만이 늘어나고 있는 것이 문제입니다.[1]

영국의 임페리얼대학교와 유엔의 세계보건기구가 합동으로 세계 700명에 달하는 학자들의 도움을 받아 분석한 내용을 2016년 4월 2일 영국의 의학 전문지 〈란셋(The Lancet)〉에 발표한 것과 2017년 6월 12일 미국 워싱턴대학교의 보건지표평가연구소가 발표한 것을 종합해 그 주요 내용을 정리하면 다음과 같습니다.

전 세계 186개국의 성인을 대상으로 비만 인구를 조사했는데, 1975년부터 급증했다. BMI 25 이상인 과체중과 30 이상인 비만인

---

1. 위 도표에서 '평균 BMI'는 필자가 계산해 추가한 것으로, 서양인은 25 이상, 동양인은 23 이상일 때 과체중에 속합니다.

의 비율은 현재 남성은 3배 이상, 여성은 2배 이상 증가해 비만인은 6억 4,100만 명이다. 전 세계 성인 중에서 남성은 10명 중 1명인 2억 6,600만 명, 여성은 7명 중 1명인 3억 7,500만 명이다. 비만은 제2형 당뇨병과 고혈압, 심장병 등의 질환을 일으킨다. 대책을 세우지 않으면 각국의 의료 체제 붕괴를 초래하는 요인이 될 것이다. 효과적인 대책을 마련하지 않으면 2025년까지 전 세계 남성의 18퍼센트, 여성의 21퍼센트, 즉 세계 인구의 3분의 1이 비만이 될 가능성이 있다. 비만과 과체중은 과거에는 선진국만의 문제였지만, 최근에는 개발도상국과 저소득국가로까지 확대되고 있다. 아시아의 인도, 방글라데시, 동아프리카 등의 영양 부족 국가에서도 지역에 따라 비만이 꾸준히 증가하고 있다.

또한 현재 BMI가 30 이상인 비만인이 가장 많은 국가로 집계된 미국이 7,940만 명, 중국이 5,730만 명에 이르렀는데, 아동·청소년의 비만율이 가장 높은 나라는 미국이며, 그다음으로 중국이 1,530만 명, 인도는 1,440만 명이다.

비만인 증가로 인해 제2형 당뇨병, 고혈압, 심장병, 암과 같은 질병 발생률도 급증하고 있는데, 더욱 심각한 것은 보행과 호흡 등의 기본적인 동작에 장애가 나타나는 병적인 비만인이 전 세계적으로 5,500만 명 이상이며, 전체 남성의 1퍼센트, 여성의 2퍼센트에 해당한다.

2015년 한 해에 비만과 관련된 질환 때문에 400만 명이 사망했는데, 비만과 과체중이 원인이 돼 사망한 40퍼센트의 사람은 적절한 건강 지도를 받지 않았으며, 이로 인해 직장암, 간암, 담낭암, 췌장암, 유방암, 자궁암, 난소암, 신장암, 갑상선암이 발생할 위험도가 높다.

과체중의 비만인 증가로 인해 고혈압 치료에 사용하는 혈압약과 당뇨병 치료에 사용하는 당뇨약의 수요도 증가하고 있다. 비만으로 발생하는 질환의 의료비 지출 증가를 가속화시켜 각국 정부의 재정도 압박하고 있는 상황이다.

따라서 칼로리와 염분이 많은 음식을 줄이고, 채소와 과일과 같은 건강식품 유통을 증가시켜야 하며 운동을 많이 하도록 지도해야 한다.

세계보건기구가 2015년 5월에 발표한 '미래의 10년간 영양 계획'에서는 "2016~2025년의 목표는 기아 근절, 영양실조와 영양 부족 해결, 비만과 과체중 감소가 돼야 한다"고 하면서 영양 지도 목표로 다음 세 가지를 제시했습니다.

《 첫째, 성인의 비만 증가율을 억제한다(현재 성인의 20.8퍼센트가 비만).
《 둘째, 성인의 고칼로리 음료 소비를 30퍼센트 이상 낮춘다.
《 셋째, 채소와 과일을 먹는 인구를 17.8퍼센트 높인다.

또한 "비만과 과체중에 대한 대책은 전 세계적으로 매우 중요하다"고 했으며, 유엔의 세계식량농업기구(FAO)에서는 "세계적인 규모의 대책이 필요하다"고 발표했습니다.

세계보건기구의 발표에 따라 아동·청소년 비만과 과체중의 세계적인 유행에 민감한 영국 런던의 '사디크 칸' 시장은 어린이 비만 문제를 해결하기 위한 계획의 일환으로 "2019년 2월 25일부터 런던교통공사(Transport for London, TfL)가 운영하는 모든 지하철, 버스, 택시 등에서 정크푸드 광고를 금지한다"고 발표했습니다. 대중교통 수단뿐 아니라 지하철역이나 버스 정류장, 템스강을 지나는 유람선에 이르기까지 광고를 할 수 없도록 했습니다.

저소득층일수록 비만율은 증가한다

앞서 언급한 런던 시장은 "10~11세 어린이 10명 중 4명은 과체중 또는 비만이다. 이 문제를 그대로 내버려둘 수 없다"고 말하면서 광고 금지 대상으로 청량음료, 햄버거, 감자튀김, 초콜릿 등 설탕이나 정제 소금 함유량이 많은 식품을 지정했습니다. 또한 "어린이 비만이라는 '시한폭탄'을 예방하기 위해 다소 과격한 조치가 필요하다. 특히 저소득층 거주 지역일수록 비만 어린이가 많았는데, 가장 부유한 지역의 2배 이상이었다"고 발표했습니다.

저소득층의 어린이 비만율은 영국뿐 아니라 미국, 일본, 유럽, 한국에서도 높아지고 있습니다. 그런데도 네덜란드의 수도 암스테르담의 경우는, "2012년부터 저소득층 가정을 중심으로 한 포괄적인 비만 예방을 도입해 어린이 비만율을 12퍼센트 줄었다"고 발표했습니다.

우리나라의 경우는 어떨까요? 교육부가 주도적으로 실시한 '2017년 초·중·고 학생 건강 검사 분석'에 따르면, 아동·청소년의 비만율이 점차 증가하고 있습니다. 2008년 11.2퍼센트였던 비만율은 2017년 17.3퍼센트로 6.1퍼센트 높아졌고, 고도 비만율도 2.0퍼센트를 기록해 꾸준히 높아지고 있다는 것을 알 수 있습니다.

연령별로 조사해보면 초등학생은 15.2퍼센트, 중학생은 16.2퍼센트, 고등학생은 21.3퍼센트로 고학년이 될수록 '후뚱(후천적 비만)'이 많아지고 있음을 알 수 있습니다. 고등학생의 고도 비만율은 남학생이 3.7퍼센트, 여학생이 3.3퍼센트로 청소년 연령층에서 가장 높았습니다.

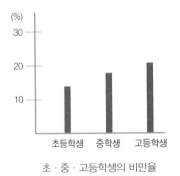

초·중·고등학생의 비만율

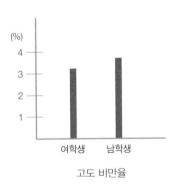

고도 비만율

특히 유의해야 할 점은 소득 수준이 낮을수록 비만율이 높게 나타났는데, 청소년의 비만율은 저소득층이 12.1퍼센트, 고소득층이 9.7퍼센트로 저소득층의 비만율이 고소득층 가정보다 2.4퍼센트나 높았습니다.

이처럼 소득이 낮을수록 비만율이 증가하는 데는 다양한 원인이 있습니다. 맞벌이부부 가정에서는 자녀들이 스스로 식사를 해결해야 하므로 자연히 간편하게 먹을 수 있는 빵, 조리하기 쉬운 라면, 주문하면 곧바로 배달되는 피자, 자장면, 패스트푸드, 통닭 등과 같은 가공식품이나 인스턴트식품에 의존하는 것이 가장 큰 원인입니다. 성인의 경우에는 식비를 줄여야 한다는 부담으로 인해 주로 라면, 김밥, 국수, 빵, 편의점 도시락 외에도 냉동식품, 인스턴트식품과 같은 가공식품 위주로 식사를 하는 것이 가장 큰 원인으로 지적되고 있습니다.

어린이와 청소년 비만의 심각성을 깨달은 우리나라에서도 '어린이 식생활 안전관리 특별법 시행령'에 따라 오후 5~7시에는 고열량·고카페인 식품·저영양 식품 관련 텔레비전 광고를 할 수 없다는 법이 통과돼 시행 중입니다. 이처럼 어린이와 청소년 비만은 한 개인만의 책임이 아니라 사회적·국가적으로 모두가 협력해야 해결할 수 있습니다.

한편 성인 비만율은 어떨까요? 한국건강증진개발원이 발간한 〈제4차 국민건강증진종합계획〉 보고서에 따르면, 2016년 기준 고소득층 남성의 비만율은 44.1퍼센트로, 저소득층 42.0퍼센트보다 2.1퍼센트 높았습니다. 반면 시골 남성의 비만율은 50.3퍼센트로, 도시에 사는 남성 40.9퍼센트보다 9.4퍼센트 높았습니다.

같은 시기에 고소득층 여성 비만율이 20.5퍼센트, 저소득층 여성의 비만율이 31.6퍼센트로, 저소득층이 고소득층보다 11.1퍼센트나 높았습니다. 특히 시골 여성의 비만율은 34.0퍼센트로, 도시 지역의 25.1퍼센트보다 8.9퍼센트나 높았습니다. 저소득층의 여성일수록 비만율이 높은 것은 우리나라뿐 아니라 전 세계적인 현상입니다.

여성은 나이가 들수록 뚱뚱해진다

인구가 5,200만 명에 가까운 우리나라의 사정은 어떨까요? 보건복지부와 질병관리본부의 〈2017년 국민건강통계〉를 참고해 요약하면 다음과 같습니다.

2016년 현재 19세 이상의 성인 중에서 비만 판정 기준인 BMI가 25 이상인 사람은 100명 중 약 35명이 비만인으로 분류됐고, 30이 넘는 고도 비만율은 5.1퍼센트로 증가했습니다. 정부의 2022년 추정 비만율은 성인의 41.5퍼센트로, 10명 중 4명 이상의 수치이기 때문에 정부가 적극적으로 '비만 대책'에 나서지 않으면 미국이나 유럽처럼 심각한 수준에 이를 것임을 알 수 있습니다.

특히 남성 성인의 비만율은 2008년 35.6퍼센트에서 2016년 41.8 퍼센트로 꾸준히 증가했는데, 특이한 점은 나이가 많을수록 남성의 비만율이 감소(40대 46.2퍼센트 → 50대 42.2퍼센트 → 60대 39.3퍼센트 → 70대 이상 32.1퍼센트)했다는 것입니다. 나이가 많을수록 남성들의 비만 율이 감소하는 이유는 비만의 심각성을 깨닫고 꾸준히 운동에 힘쓰는 것과 여성 호르몬이 많이 분비되기 때문인 것으로 생각됩니다.

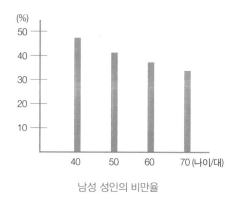

남성 성인의 비만율

여성 성인의 비만율은 같은 기간에 26.5퍼센트에서 29.2퍼센트 로 소폭 증가했고, 특히 나이가 많을수록 증가(30대 17.1퍼센트 → 40대 23.5퍼센트, → 50대 30퍼센트 → 60대 38.7퍼센트 → 70대 이상 39.4퍼센트)했 습니다. 여성은 갱년기를 거치면서 에너지 소모량과 여성 호르몬 분 비가 줄어드는 탓에 남성과는 반대로 체중이 늘어나기 때문에, 나이 가 들수록 체중 관리에 신경써야 한다는 것을 알려주고 있습니다.

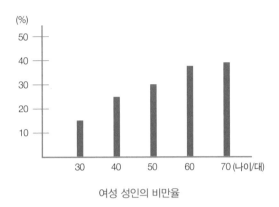

여성 성인의 비만율

앞서 유엔의 세계보건기구가 발표한 것처럼 전 세계 성인 중에서 남성은 10명 중 1명, 여성은 7명 중 1명이 비만인으로 분류된다는 점을 보더라도 이러한 사실을 확인할 수 있습니다.

4 __ 비만의 종류

지방을 많이 섭취해야만 몸에 지방이 축적되는 것은 아닙니다. 3대 영양소인 탄수화물, 지방, 단백질 모두 신체의 상황에 따라 지방으로 바뀔 수도 있고, 그렇지 않을 수도 있습니다. 하지만 비만에 가장 큰 영향을 미치는 것은 단순 탄수화물 과다 섭취로 인한 인슐린 대량 분비입니다. 이를 이해하기 쉽게 정리하면 다음과 같습니다.

《단순 탄수화물 과다 섭취 → 혈당 수치가 올라간다 → 인슐린이 대량으로 분비돼 포도당을 각각의 세포로 보내 흡수하도록 한다 → 각 세포의 에너지로 활용하고 남은 포도당은 지방이 된다 → 지방은 지방세포로 보내 저장한다 → 과잉의 지방이 지방세포에 저장되면 비만세포가 된다이처럼 단순 탄수화물 위주의 식생활을 하면 당연히 살이 찌기 마련인데, 지방은 크게 '정소성지방(正所性脂肪)'과 '이소성지방(異所性脂肪)'으로 분류합니다. '정소성지방'이란, 원래 마땅히 있어야 할 곳에 있는 지방이며, 피부 아래의 지방은 '피하지방(皮下脂肪)', 복부의 내장 사이사이에 있는 지방은 '내장지방(內臟脂肪)'이라고 합니다. '이소성지방'이란, 있어서는 안 되는 곳에 있는 지방, 즉 간·췌장·심장근육·골격근육에 쌓이는 지방을 가리킵니다.

피하지방형 비만

'피하지방'이란, 글자 그대로 '피부(皮膚) 아래(下)에 존재하는 지방(脂肪)'을 가리키는 말입니다. 피하지방은 주로 체온을 유지하기 위한 단열재(斷熱材), 에너지 저장 창고, 외부로부터의 충격에 대한 쿠션 역할 등을 합니다. 하지만 과잉 칼로리가 인슐린에 의해 중성지방으로 전환되면 주로 아랫배(배꼽 아래쪽)·엉덩이·허벅지·종아리에 축적되는데, 이처럼 배꼽 아래에 집중적으로 축적되는 스타일을 '피하지방형 비만', '하체 비만', '서양 배 모양의 비만'으로 불리기도 합니다.

특히 여성은 폐경기 이후 여성 호르몬의 분비가 감소하기 때문에 남성처럼 내장지방으로 축적돼 복부비만이 되기 시작하는데, 신선한 식물성 식품 위주의 식생활로 전환하면 이를 감소시킬 수 있습니다. 하지만 어린 시절부터 비만이 된 경우에는 더욱더 많은 노력이 필요합니다.

외모가 'A' 자 모양인 '피하지방형 비만'은 주로 잘못된 음식 선택과 불규칙한 생활습관으로 인해 나타나며, 쉽게 살이 빠지지 않기 때문에 그대로 내버려두면 노인이 될 때까지 지속되는 경향이 있습니다. 특히 여성이 임신하면 이러한 형태로 변하는데, 이는 임신·출산·수유에 대비한 에너지 저장이라는 장기적인 목적의 비만이므로, 출산 후 신선한 식물성 식품 위주로 식단을 바꾸면 운동을 하지 않아도 체중이 줄어드는 것을 우리 주변에서 흔히 볼 수 있습니다.

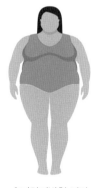

《 주로 여성에게 많다.

《 외모가 서양 배 모양이다.

《 아랫배, 엉덩이, 허벅지, 종아리에 집중된다.

《 내버려두면 노인이 될 때까지 그대로 지속된다.

《 신선한 식물성 식품 위주의 식생활을 하면 감소한다.

⁝ 피하지방형 비만

내장지방형 비만

'내장지방형 비만'은 주로 활동량과 기초 에너지 소모량이 줄어드는

40대 이후의 중년층 남성들과 갱년기를 거친 여성들의 내장 조직의 사이사이에 지방이 쌓여 배꼽을 중심으로 살이 찐 'O' 자 모양의 복부비만을 가리키는 말인데, '사과 모양의 비만', '항아리 모양의 비만'이라고도 합니다. 그런데 요즘은 청소년과 젊은이 중에도 이러한 비만이 계속 늘어나고 있습니다.

내장지방형 비만은 음식 선택과 생활습관에 따라 체중이 쉽게 증가하기도 하고 감소하기도 하는 특징이 있으므로 식생활과 생활습관 개선에 신경쓰면 쉽게 감소시킬 수 있습니다. 하지만 이러한 복부비만을 내버려두면 대사증후군을 일으켜 당뇨병, 고혈압, 고지혈증, 동맥경화, 심장질환과 같은 생활습관병 등으로 진행됩니다. 그런데도 이에 대한 심각성을 인식하지 않고, "나중에 발병할 경우 약을 복용하면 되겠지!" 하고 안이하게 생각하는 사람이 너무 많다는 사실에 놀라지 않을 수 없습니다.

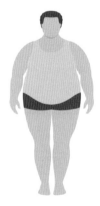

《주로 남성에게 많다.
《외모는 사과 모양이다.
《성인병으로 진행되기 쉽다.
《갱년기 이후 여성에게도 발생한다.
《식물성 위주의 식생활을 하면 쉽게 감소한다.

: 내장지방형 비만

이소성지방

'이소성지방'은 글자 그대로 있어서는 안 되는 엉뚱한 곳(異所)에 있는 지방을 말하는데, 이를 '제3의 지방'이라고도 합니다. 신체에 필요 이상의 에너지가 흡수돼 사용하고 남은 것은 중성지방으로 전환돼 창고 역할을 하는 곳인 피하지방과 내장지방에 축적됩니다. 하지만 이곳에서도 수용하는 데는 한계가 있기 때문에 모두 받아들이지 못할 경우에는 다른 곳, 즉 간, 췌장, 신장, 심장근육, 골격근육으로 옮겨가 축적됩니다.

동양인은 시양인보나 내상지방과 이소성지방이 축적되기 쉬우므로, 외모로는 그다지 비만이 아닌데도 내장지방형 비만과 이소성지방이 많습니다. 이소성지방으로 진행되기 이전에 나타나는 증세로는 배가 볼록 튀어나오는 것을 들 수 있는데, 대다수는 이러한 현상을 대수롭지 않게 여기는 경향이 있습니다.

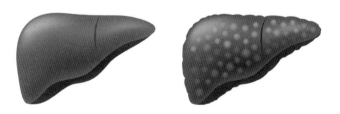

: 정상적인 간과 이소성 지방간

내장지방형 비만이 되면 다양한 성인병이 발생할 가능성이 높지만, 그에 못지않게 이소성지방을 내장지방형 비만보다 더 위험한 상태로 보는 이유는 각종 장기에 과잉으로 축적되면 그 장기가 본래의 기능을 발휘하지 못할 뿐 아니라 인체에 해로운 호르몬이 분비돼 그 기능이 약화되기 때문입니다.

이처럼 엉뚱한 곳에 이소성지방이 축적되면 면역세포에는 '이제까지 알지 못했던 낯선 존재'이므로 공격의 대상이 되고, 이로써 끊임없이 공격을 받기 때문에 여러 가지 문제를 일으킵니다.

남자의 성기에 쌓이면 발기부전, 심장에 쌓이면 심장질환, 췌장에 쌓이면 당뇨병, 신장에 쌓이면 신부전증(腎不全症)으로 진행되고 더욱 심해지면 신장투석을 해야 하는 등 다양한 합병증을 일으키는 무서운 지방입니다. 우리 눈에 보이지 않게 나타나기 때문에 많은 사람들이 이러한 사실을 미처 깨닫지 못하고 내버려뒀다가 질병이 발생한 후에야 그 사실을 알게 됩니다.

5 ___ 비만, 당뇨병으로 가는 지름길

비만은 당뇨병 예비군

동양인은 내장에 지방을 축적하는 '검약유전자(儉約遺傳子)'가 서양인보다 2~4배 높기 때문에 외모는 날씬해 보여도 복부비만으로 고민하는 사람이 의외로 많습니다. 통계를 보면, 검약유전자가 적은 서양인은 비만으로 인해 당뇨병이 발생하기까지 대략 20~30년 걸리는데, 동양인의 경우는 10~15년으로 나타났습니다. 이처럼 서양인과 동양인의 건강상 차이점은 당뇨병 예비군에서 당뇨병 환자로 진행하는 속도가 동양인이 서양인보다 2배나 빠르다는 점입니다.

내장에 지방이 지나치게 많이 쌓여 복부비만이 되면, 대사 기능에 나쁜 영향을 미치는 수십 가지 악성 호르몬이 분비되므로 인슐린 저항이 쉽게 발생해 당뇨병과 동맥경화로 진행되는데, 이는 특히 약간 통통한 사람에게서 많이 발생한다는 통계가 있습니다. 좀 더 구체적으로 언급하면 비만인은 정상인보다 고혈압의 위험성이 2.9배, 심근경색과 협심증 발병률은 3~6배나 높다고 합니다. 그러므로 '약간 통통한 사람이 장수한다'라는 말에 휘둘리지 않기 바랍니다.

실제로 일본 삿포로대학교 의과대학 연구팀은 "비만인의 25퍼센트, 즉 4명 중 1명은 당뇨병을 일으키는 인슐린 저항이 있다"고 발표했습니다. 그러므로 BMI가 25 이상인 과체중에 속하는 사람은 당뇨병이 발생할 가능성이 매우 높으므로 평소에 식사 후 1시간과 2시간째의 혈당 수치를 체크하면서 자주 점검해보는 것이 좋습니다. 당뇨는 다른 질병과 달리, "예방이 치료보다 100만 배나 낫다"는 말이 적용되는 악성 질환이라는 것은 우리 주변에서 당뇨로 고생하는 사람들을 보면 쉽게 알 수 있습니다.

지방세포와 비만세포의 차이

지방조직을 색깔별로 분류하면 '백색(白色)'과 '갈색(褐色)'이 있는데, 에너지로 활용할 중성지방을 축적하는 지방세포는 '백색 지방세포(白色脂肪細胞)', 축적된 지방을 에너지로 활용해 열을 내는 지방세포는 '갈색 지방세포(褐色脂肪細胞)'입니다.

백색 지방세포는 지름이 130마이크로미터까지 확장됐는데도 한 덩어리이며, 발전소 역할을 하는 '미토콘드리아'의 개체수가 매우 적습니다. 반면, 갈색 지방세포의 크기는 약 20~50마이크로미터로 작지만, 여러 개의 작은 기름 덩어리와 미토콘드리아 개체수가 매우 많습니다. 어린이와 동면하는 작은 동물에만 존재하는 것으로 알려진 갈색 지방세포는 성인이 되면 없어지는 것으로 알려져 있었는데, 최근에는 성인이 돼도 존재한다는 것이 밝혀졌습니다.

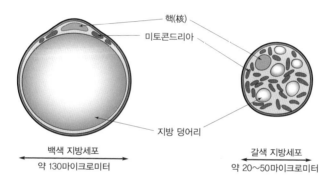

핵(核)

미토콘드리아

지방 덩어리

백색 지방세포
약 130마이크로미터

갈색 지방세포
약 20~50마이크로미터

: 백색 지방세포와 갈색 지방세포

백색 지방세포는 크게 '소형 지방세포', '중형 지방세포', '대형 지방세포'로 분류합니다. '소형 지방세포'의 지름은 10마이크로미터 전후로 조그만 좁쌀 모양, 건강한 사람의 '중형 지방세포'는 70~80마이크로미터로 포도알 모양, '대형 지방세포'는 130마이크로미터까지 확장되면 벌집처럼 다면체(多面體) 형태로 모양이 바뀝니다. 비만세포는 소형 지방세포 → 중형 지방세포 → 대형 지방세포로 크기가 점점 커지는 것이 특징인데, 이 중에서 대형 지방세포를 '비만세포'라고도 합니다. 지방세포의 핵(核)은 본래 중심부 부근에 존재하지만, 비만세포가 되면서 세포막의 한쪽 구석으로 밀려납니다.

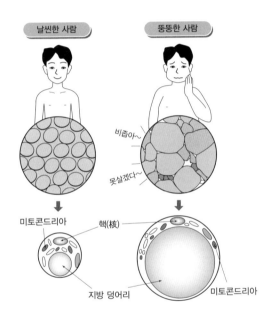

: 지방세포와 비만세포의 차이

이처럼 우리가 섭취한 음식이 신체를 구성하는 재료가 되거나 에너지로 활용하고 남으면 중성지방이 돼 '지방세포'에 쌓이게 되는데, 필요 이상으로 많이 쌓이면 체중이 증가하기 때문에 "체지방이 증가한다", "살이 찐다"고 표현합니다.

지방세포 속에 존재하는 흰색의 '지방 덩어리'를 전문용어로 '지방적(脂肪滴, Lipid droplet)'이라고 하는데, 이 지방 덩어리는 필요 이상의 지방과 이물질이 들어오는 대로 받아들여 점점 부풀어 풍선처럼 빵빵해지면 평상시의 2~3배 이상까지 팽창하도록 설계돼 있습니다.

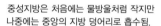
중성지방은 처음에는 물방울처럼 작지만 나중에는 중앙의 지방 덩어리로 흡수됨.

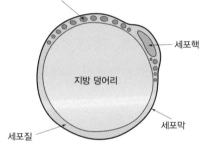

세포핵

지방 덩어리

세포질

세포막

: 비만세포의 구조

몸속에서 형성된 중성지방을 받아들여 축적하고 있는 곳을 '백색 지방세포'라고 하는 이유는 희고 둥근 형태의 세포이기 때문입니다. 이 백색 지방세포는 신체의 어느 곳에나 존재하는데, 그 개체수는 250억~300억 개로 추정하고 있습니다. 주로 하복부인 내장과 아랫배, 엉덩이, 허벅지, 종아리, 그리고 양팔과 등 쪽에 집중돼 있는데, 지방세포가 풍선처럼 빵빵해지면 세포 속의 둥근 형태의 지방 덩어리가 여러 모양의 다면체로 바뀌어 서로 부딪히면서 스트레스를 받아 '비명'을 지릅니다. 그 결과, 우리 몸에 해로운 물질들을 분비하기 시작하는데, 이러한 형태의 세포를 '비만세포(肥滿細胞)'라고도 합니다.

비만세포를 이해하기 쉽게 설명하면, 명절이나 휴가철 터미널에 승객이 한꺼번에 몰리면 정기 노선 버스 외에 추가로 임시 버스를 증차하는 것에 비유할 수 있습니다. 몸속에서 끊임없이 만들어지는 중성지방을 흡수·저장하기 위해 백색 지방세포는 평상시의 약 2~3배 이상인 800억 개 정도로 새로운 지방세포 개체수를 꾸준히 늘립니다. 이로써 몸으로 흡수된 필요 이상의 중성지방과 쓰레기에 해당하는 각종 화학물질 및 중금속을 비롯한 이물질들을 그대로 받아들여 쌓아두는 창고 역할을 합니다. 뚱뚱한 사람의 체중이 날씬한 사람보다 보통 2~3배 이상, 심지어 300~500킬로그램으로 꾸준히 증가하는 이유는 바로 이 때문입니다.

당뇨병을 유발하는 비만세포

사람의 내장에는 '지방세포'가 적당한 비율로 분포돼 각종 장기를 둘러싸 보호하고 있는데, 이 지방세포에서는 '착한 호르몬'이라는 별명을 가진 '아디포넥틴'이 분비되고 있습니다. 한편 근육에는 아디포넥틴을 받아들이는 수용체(출입문)가 있어서 아디포넥틴이 수용체와 결합했다는 신호를 보내면 세포 속의 '포도당 운송 수단'에 해당하는 '글루트4(GLUT4)'가 활성화됩니다. 그러면 활성화된 글루트4가 세포막으로 이동해 포도당이 세포 속으로 들어오도록 문을 활짝 열어줍니다. 이리하여 포도당이 근육의 세포 속으로 잇달아 들어가면 혈액 속의 혈당 수치가 내려가도록 설계돼 있습니다.

그런데 지방이 내장의 지방세포에 필요 이상으로 쌓여 비만세포가 되면, 끊임없이 인체에 나쁜 영향을 미치는 악성 호르몬 '티엔에프 알파(TNF-α)'[2]와 '레지스틴(resistin)' 등을 분비해 포도당 운송 수단에 해당하는 글루트4(GLUT4)[3]의 활동을 방해하기 때문에 인슐린 저항이 발생합니다.

날씬한 몸매를 가진 사람의 지방세포에서는 착한 호르몬인 아디포넥틴이 분비돼 "글루드4를 많이 생산하라!"는 메시지가 전달되지만, 뚱뚱한 사람의 비대해진 지방세포, 즉 비만세포에서는 거의 분비되지 않습니다. 그렇게 되면 혈액 속에 아디포넥틴 수치가 줄어들고, 악성 물질 티엔에프 알파 수치가 높아지는데, 티엔에프 알파가 발신하는 신호에는 "인슐린의 명령을 무시하고 포도당 운송 수단인 글루트4의 생산을 중단하라!"는 메시지가 포함돼 있습니다.

이로써 포도당 운송 수단인 글루트4가 생산되지 않으면 포도당을 세포 속으로 운반할 수 없으므로 혈액에는 포도당이 넘치고 인슐린에 의해 전환된 지방도 과잉 상태가 됩니다. 이로 인해 인슐린 저항이

---

2. '종양 괴사 인자 알파(Tumor Necrosis Factor-alpha)'의 약칭으로, 최근에 '레지스틴' 과 함께 '비만과 당뇨병의 연결고리'라는 것이 밝혀졌습니다.
3. 'Glucose Transporter 4'의 약칭으로, Glucose는 '포도당', Transporter는 '운반 장치, 운송 수단, 수송 수단, 대형 트럭'이라는 뜻입니다.

발생하는 것입니다. 그러므로 무엇보다 지방세포에 너무 많은 중성
지방이 축적되지 않게 하는 것이 가장 좋은 방법인데, 이 방법이 바
로 식생활 개선입니다.

복부비만, 질병의 시작

복부에 존재하는 소장(小腸)과 대장(大腸) 사이사이에 축적된 지방을
'내장지방'이라고 합니다. 내장지방의 본래 역할은 다음과 같습니다.

《 내장이 항상 제 위치에 있도록 고정한다.
《 외부의 충격을 흡수해 내장을 보호한다.
《 인체의 보일러인 복부를 감싸주는 단열재 역할을 한다.
《 탄수화물 부족으로 에너지가 필요할 때 지방을 분해해 온몸에 공급한다.

과거에는 위와 같은 역할만 하는 단순한 지방으로만 알고 있었는
데, 최근에는 인체에 필요한 다양한 생리 물질을 만들어내 다른 장기
및 면역세포와 신호를 주고받으며 여러 가지 역할을 한다는 것이 밝
혀졌습니다. 이처럼 내장지방에서 분비되는 물질로는 600여 종류가
있다는 것이 밝혀졌는데도, 각각의 물질이 어떤 역할을 하는지는 아
직도 명확하게 밝혀지지 않았습니다.

하지만 날씬한 몸매를 가진 '건강한 사람'에게서 분비되는 물질과 뚱뚱한 몸매의 '비만인'에게서 분비되는 물질은 전혀 다른 역할을 합니다. 즉, 건강한 사람의 지방세포에서 분비되는 호르몬은 몸의 염증을 억제하는 브레이크 역할의 착한 물질, 비만인의 지방세포에서 분비되는 호르몬은 몸의 염증을 일으키는 액셀러레이터 역할의 나쁜 물질이 분비됩니다.

먼저 날씬한 사람의 지방세포에서 많이 분비되는 호르몬 아디포넥틴, 매우 유익한 역할만 하므로 '착한 호르몬', '혈관 수리공', '불을 끄는 소방대원'이라는 다양한 별명을 갖고 있습니다. 이 호르몬의 특이한 점은 뚱뚱한 사람이 체중을 5퍼센트만 줄여도 조금씩 분비되기 시작하는데, 다이어트를 중단하고 체중이 증가하면 또다시 분비되지 않는다는 것입니다.

그 이유에 대해 구체적으로 언급하면 다음과 같습니다. 복부 내장지방에 끊임없이 지방이 쌓여 축적되면 지방세포가 터질 듯이 부풀어 비만세포가 됩니다. 이는 마치 풍선에 공기를 계속 주입하면 커지는 것처럼, 잘못된 음식 선택과 생활습관으로 인해 복부 내장지방의 지방세포가 비만세포로 변하는 것입니다.

그렇게 되면 이번에는 비만세포에서 당뇨병과 밀접한 관련이 있는 인슐린의 역할을 방해하는 악성 호르몬이 분비되는데, 대표적인 예로는 '티엔에프 알파'와 '레지스틴'을 들 수 있습니다. 이들은 세포 속으로 포도당이 들어가도록 세포막의 문을 활짝 열어주는 역할을 하는 글루트4의 활동을 방해하기 때문에 인슐린 저항이 발생합니다. 이를 이해하기 쉽게 정리하면 다음과 같습니다.

≪ 비만세포 → 악성 호르몬 분비 → 인슐린 저항성 발생 → 인슐린 대량 분비 → 비만세포 증가 → 악성 호르몬 분비 → 인슐린 저항성 발생 → 인슐린 대량 분비 → 비만세포 증가

위와 같이 악성 호르몬으로 인해 인슐린 저항성이 발생하면 악순환이 반복되므로 근본적으로 비만세포를 줄이지 않으면 당뇨병을 일으키는 무서운 악성 호르몬이 계속해서 분비됩니다.

여러 가지 질병을 일으키는 첫 단계는 의과대학에서 가르치는 것처럼 '만성 염증'입니다. 만성 염증은 다양한 원인에 의해 발생하지만, 가장 큰 원인은 비만인의 비만세포에서 분비되는 악성 물질들에 의해서도 발생한다는 것이 최근에 밝혀졌습니다.

≪ 비만인 → 비만세포에서 악성 물질 분비 → 서서히 염증 발생 → 만성 염증으로 진행 → 각종 만성질환 발생

위와 같이 만성질환은 장기간에 걸쳐 우리 눈에 보이지 않게 서서히 진행되기 때문에 방심하고 있다가 질병이 발생한 후에야 알게 됩니다. 천식은 기관지, 아토피성 피부염은 피부, 당뇨병은 인슐린 부

족, 알츠하이머 치매는 뇌 수축, 각종 암은 유전자 손상, 심장질환과 뇌졸중은 동맥경화로 인해 발생한 질병으로 각각 분류하지만, 이러한 질병들의 근본적인 원인은 '만성 염증'으로 귀결됩니다. 질병들이 발생한 과정을 역순으로 추적·조사하면 결국 비만이라는 종점에 도달합니다.

질환들을 유발하는 악성 물질을 분비하는 비만세포를 이해하기 쉽게 설명하면, 45명 정원의 2배가 넘는 사람들이 버스를 타고 부산에서 서울로 이동하는 것으로 비유할 수 있습니다. 정원을 초과한 만원 버스는 하중을 이겨내기 위해 시커먼 매연을 내뿜으며 달리고, 비좁은 실내의 한정된 공간에 너무 많은 사람이 있기 때문에 산소 부족으로 인해 공기도 탁해지고, 스트레스를 받아 운전사에게 짜증을 내며 큰소리로 소란을 피우기 마련입니다. 이처럼 한정된 지방세포 공간에 비정상적으로 너무 많은 지방이 쌓이면 스트레스를 받기 때문에 정상적인 지방세포가 비만세포로 바뀌면서 착한 물질의 분비는 줄어들고 나쁜 물질만이 분비됩니다.

하지만 날씬한 사람의 백색 지방세포는 45명 정원의 버스처럼 환경이 쾌적하기 때문에 장거리 여행임에도 산소 부족으로 인한 스트레스를 받지 않습니다. 그러므로 우리 몸에 이로운 물질만을 만들어내는 착한 존재가 되는 것입니다.

쾌적한 환경의 정원제 노선 버스를 탈 것인지, 정원의 2배가 넘는 임시 버스를 탈 것인지는 본인의 선택에 달린 것과 마찬가지로 날씬한 몸매로 만들 것인지, 뚱뚱한 몸매로 만들 것인지도 자신의 선택에 달려 있습니다. 다만 여기에는 지방에 관한 정확한 지식이 필요합니다.

중년층이 조심해야 할 이소성지방

젊은 시절에 사진 촬영을 좋아하던 사람이 중년에 뚱뚱해지면 카메라 앞에서 서는 것을 그다지 좋아하지 않는 경우가 많습니다. 남녀와 관계없이 40대가 되면 '기초대사량(基礎代謝量, 에너지 기본 소모량)'이 대폭 줄어드는데도 식사량을 줄이지 않고 청소년 시절과 같은 양의 식사를 하면 자연히 살이 찌게 되는데, 이를 흔히 '나잇살'이라고 합니다. 더욱이 여성은 갱년기를 거치면서 여성 호르몬이 제대로 분비되지 않기 때문에 나잇살이 쉽게 붙기 시작합니다.

특히 젊은 시절에 날씬했던 사람이 나이가 들면서 뚱뚱해졌다면 이소성지방을 조심해야 합니다. 젊은 시절부터 뚱뚱했던 사람보다 지방세포 개체수가 적고, 지방을 축적해두는 창고가 적기 때문에 아랫배가 나오지 않았더라도 의외로 이소성지방이 쉽게 발생합니다. 이소성지방은 비알코올성 지방간, 간염, 췌장염, 심장질환을 일으키는 요인 중의 하나가 되므로 특히 주의해야 합니다.

이소성지방이 축적되는 또 다른 곳은 '골격근육'입니다. 골격근육이란, 관절이 연결되는 뼈와 결합해 몸을 움직이거나 지탱해주는 근육을 말합니다. 또한 심장은 심근(心筋)이라는 근육, 혈관은 평활근 (平滑筋)이라는 근육으로 구성돼 있는데, 우리가 의식적으로 움직이지 않아도 자율신경에 의해 저절로 작용하는 조직입니다.

하지만 골격근육은 우리가 의식적으로 팔과 다리를 올렸다 내렸다하거나 폈다 오므렸다 할 수 있는 수의근(隨意筋)입니다. 이와 같은 수의근에 이소성지방이 축적되면 그 기능이 위축돼 포도당이 제대로 흡수되지 못하고 혈액에 필요 이상으로 넘쳐나므로 당뇨병으로 진행됩니다. 또한 손발의 움직임이 둔해져 모든 행동이 굼뜨게 되고, 정교한 작업을 할 때 본인의 생각대로 손가락이 움직이지 않게 됩니다. 비만인들이 정교한 수작업에 능숙하지 못한 것은 바로 이러한 이유 때문입니다.

내장지방과 이소성지방은 잘못된 음식 선택, 불규칙한 생활습관, 과음·과식, 운동 부족, 스트레스, 수면 부족 등으로 인해 발생하는 것이므로 나이가 들면서 식생활과 생활습관을 바꾸고 몸을 많이 움직이는 일을 하거나 꾸준히 운동하면 자연히 줄어듭니다. 다만 비만을 해결하려는 본인의 확고한 의지가 중요합니다.

● 비알코올성 지방간

'이소성지방'으로 인해 발생하는 대표적인 질환으로는 술을 전혀 마시지 않는 청소년과 여성에게 발생하는 '비알코올성 지방간'을 들 수 있습니다. 이러한 간질환은 대개 당뇨병, 고지혈증, 고혈압 등에 의해서도 발생하지만, 비만인에게 특히 많이 발생하고 있다는 것에 유의해야 합니다.

인체에서 필요 이상의 중성지방이 생성되면 쉽게 쌓이는 곳이 '간'입니다. 인체의 화학 공장인 '간'에 불필요한 중성지방이 축적되면 그곳에 끊임없이 염증이 발생하고, 그로 인해 간세포가 쇠약해져 죽기 때문에 결국은 제기능을 발휘하지 못하게 됩니다. 그렇게 되면 환경미화원 역할을 하는 백혈구 '매크로파지'가 쓰레기에 해당하는 죽은 세포를 계속 먹어치우면서 활성산소를 발생시키기 때문에 염증이 끊임없이 발생하는데, 이를 '비알코올성 지방 간질환'이라고 합니다.

이와 같은 간질환이 발생하면 간이 제기능을 수행하지 못해 포도당을 간이나 근육에 저장할 수 없게 되므로 혈액에는 포도당이 넘치게 됩니다. 이로써 혈당 수치가 올라가고, 이어서 혈당을 낮추기 위해 인슐린도 덩달아 많이 분비돼 혈액 속에 지나치게 많이 존재하는 '고인슐린혈증'이 됩니다.

이소성지방으로 인해 불필요한 지방이 췌장에 축적되면, 비만세포에서 분비되는 악성 물질 때문에 췌장에 염증이 발생합니다. 췌장은 인슐린을 생산하는 '췌도세포(膵島細胞, 베티세포)'가 있는 곳인데, 이곳에 염증이 발생하면 인슐린을 제대로 생산할 수 없게 되므로 당뇨병으로 진행될 수밖에 없습니다.

이소성지방으로 인한 또 다른 문제는 '심근경색'입니다. 심장근육에 불필요한 지방이 축적되면 염증을 일으키는 물질이 끊임없이 관상동맥에 공급돼 이곳에 염증이 발생합니다. 이러한 노화 현상은 일반 동맥에서 발생하는 동맥경화보다 더 빠른 속도로 진행되므로 심장에 영양을 공급하는 소중한 관상동맥을 막히게 해 심근경색으로 발전됩니다. 심근경색이 발생하면 구급차에 실려 병원으로 이송되는 도중 생명을 잃게 되는 경우도 종종 있습니다.

대사증후군 발생

복부비만을 오랫동안 내버려두면 '대사증후군(代謝症候群, Metabolic Syndrome)'이 발생하는데, 우리나라 30대 이상의 성인 남녀 5명 중 1명꼴로 많은 사람이 대사증후군을 앓고 있습니다. 대사증후군이란, 제2형 당뇨병과 심혈관질환을 일으키는 위험 요인으로 주목받는 고혈당, 고지혈증, 고혈압이 한꺼번에 발생한 상태를 말합니다.

　다음에 제시하는 대사증후군 진단 기준은 미국 국립보건원의 국립심폐혈연구소가 주관하는 국가 콜레스테롤 교육 프로그램(National Cholesterol Education Program, NCEP), 국제당뇨병연맹, 세계보건기구가 제시한 것입니다.

미국의 대사증후군 판정 기준

구분	남성	여성
허리둘레	102cm(동양인 90cm) 이상	88cm(동양인 85cm) 이상
HDL콜레스테롤	40mg/dl 미만	50mg/dl 미만
중성지방	150mg/dl 이상	
공복 혈당	110mg/dl 이상 또는 당뇨병 치료 중	
혈압	수축기 130mmHg 이상 또는 이완기 85mmHg 이상	

국제당뇨병연맹의 대사증후군 판정 기준

구분	남성	여성
허리둘레	90cm 이상	80cm 이상
HDL콜레스테롤	40mg/dl 미만	50mg/dl 미만
중성지방	150mg/dl 이상	
공복 혈당	100mg/dl 이상 또는 당뇨병 치료 중	
혈압	수축기 130mmHg 이상 또는 이완기 85mmHg 이상	

세계보건기구의 아시아 지역 대사증후군 판정 기준

구분	남성	여성
허리둘레	85cm 이상	75cm 이상
HDL콜레스테롤	40mg/dl 미만	50mg/dl 미만
중성지방	150mg/dl 이상	
공복 혈당	100mg/dl 이상 또는 당뇨병 치료 중	
혈압	수축기 130mmHg 이상 또는 이완기 85mmHg 이상	

대사증후군 판정 기준의 다섯 가시 지표 가운데, 허리둘레를 포함해 세 가지 이상이 기준치를 넘으면 대사증후군으로 판단하는데, 동양인과 미국인의 차이점은 '허리둘레에 대한 판정 기준'입니다. 특히 허리둘레에 대한 판정 기준이 제각각 다른 점이 눈에 띕니다.

대사증후군의 지표는 다섯 가지이지만 발생 원인은 한 가지로 집약될 수 있는데, 대사증후군은 내장지방형 비만으로 인해 착한 호르몬인 아디포넥틴이 줄어든 것이 가장 큰 원인으로 지목되고 있습니다.

아디포넥틴 분비가 줄어들면 '혈중 인슐린 저항성'이 높아지고, 이로 인해 복부비만과 동맥경화가 진행돼 결국 대사증후군으로 발전합니다. 대사증후군으로 판정되면 제2형 당뇨병으로 진행될 위험도가 3~6배, 심혈관질환으로 진행될 위험도가 1.5~2배나 높아진다는 통계가 있는데도, 이를 심각하게 받아들이는 사람은 매우 적은 것 같습니다.

우리나라의 건강보험심사평가원에 따르면 2014년 1년 동안 대사증후군 관련 질환으로 진료를 받은 사람은 991만 명, 2010년 대비 진료 인원은 141만 명(16.5퍼센트)으로 늘어났다고 합니다. 해마다 20만 명 이상이 늘어나고 있는 셈이므로 무엇보다 예방이 가장 지혜로운 방법입니다.

대사증후군을 해결하기 위해서는 탄수화물, 지방, 단백질에 관한 기초적인 지식을 습득해둬야 하는데, 탄수화물에도 혈당 수치를 급격히 높이는 '단순 탄수화물'과 천천히 높이는 '복합 탄수화물'이 있습니다. 그리고 지방(기름)과 단백질에도 섭취해도 되는 것과 섭취하면 안 되는 것이 있다는 점을 기억해둬야 합니다.

비만세포에서 분비되는 악성 호르몬

지방세포가 비대해져 비만세포가 되면 몸에 해로운 악성 물질이 많이 분비되는데, 비만세포가 많은 사람의 지방 조직에서는 혈류가 감소함에 따라 산소 공급량이 줄어듭니다. 이로 인해 활성산소가 증가해 각종 악성 물질을 만들어내는데, 이는 앞서 언급한 만원 버스에 탄 사람들이 산소 부족으로 스트레스를 받아 버스 안에서 소란을 피우는 것을 연상하면 쉽게 이해할 수 있습니다. 비만세포에서 분비되는 악성 물질 중에서 중요한 몇 가지만 정리하면 다음과 같습니다.

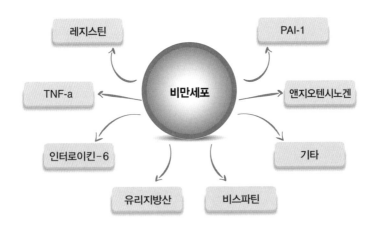

: 체내 염증을 일으키는 물질들

● 티엔에프 알파(TNF-α) - 염증과 당뇨병의 주범

'동맥경화'란, 글자 그대로 동맥혈관 내벽이 두꺼워져 혈관이 좁아지고 단단해져 탄력이 없는 상태를 말합니다. 이러한 증세는 질병이 아니라는 이유로 건강검진 항목에서 제외돼 있기 때문에 많은 사람이 소홀히 여기고 있는 것이 가장 큰 문제입니다.

혈관 전문의들은 흔히 "혈관이 튼튼해야 노년의 건강을 보장할 수 있다"는 말을 합니다. 이렇게 말하는 이유는 혈액순환이 나빠지면 동맥경화를 비롯해 고혈압·뇌경색·뇌출혈·심근경색·협심증과 같은 순환기 계통의 노화가 시작되기 때문입니다. 혈관 계통 질환의 공통점은 혈관에 염증이 많이 발생한다는 점입니다. 염증이 발생하는 데는 비만세포에서 분비되는 '티엔에프-알파(TNF-α)'라는 악성 물질과도 관련이 있습니다.

이 악성 물질에 대해 일본 NHK 방송국의 《인체, 신비의 거대한 네트워크(人体,神秘の巨大ネットワーク)》(2018년 출판)라는 책에서 미국 하버드대학교 '고칸 호타미슈리질' 교수가 복부비만인의 몸속에서는 어떤 현상이 발생하고 있는지를 밝혔는데, 그 내용을 간단히 언급하면 다음과 같습니다.

"복부비만인의 내장지방 속을 들여다보면 온통 연기와 같은 희뿌연 것이 떠돌고 있는데, 이는 과잉으로 섭취한 탄수화물과 기름이 지방이 돼 지방세포에 흡수되지 못한 것이다. 빵빵하게 부푼 비만세포 표면에는 미처 흡수되지 못한 지방 분자가 잇달아 부딪히고 있다.

이로 인해 비만세포가 이들을 몸에 해로운 적군으로 오인해 이상한 물질을 분비하기 시작한다. 이것이 바로 '신체에 염증을 일으켜라!'는 메시지를 전달하는 '티엔에프 알파'라는 물질이다."

'티엔에프 알파'는 몸속에 침입한 세균이나 바이러스를 발견하면 경고하는 경비병의 역할을 합니다. 조그마한 지방 덩어리가 계속 부딪히는 곳은 원래 세균이나 바이러스를 감지할 목적의 수용체(출입문)인데, 여기에 끊임없이 부딪히니까 비만세포는 이를 적군으로 착각해, 적군이 나타나지 않았는데도 '티엔에프 알파'라는 호르몬을 분비하기 시작합니다.

그러면 이 호르몬이 혈액순환에 의해 온몸을 떠돌다 면역세포를 만나면, "적군이 나타났다!"라는 메시지를 전달합니다. 이 메시지를 접한 면역세포는 적군과 싸울 전투태세를 취하면서 병력의 숫자를 늘립니다. 그리고 면역세포 자신도 '티엔에프 알파'라는 물질을 분비하면서 "적군이 나타났다!"는 잘못된 정보를 퍼뜨리고, 적군을 찾기 위해 신체의 여러 곳을 돌아다닙니다.

그런데도 적군은 보이질 않습니다. 그러면 이번에는 염증으로 인해 상처가 난 혈관 내벽 속으로 파고들어 가 활성산소로 인해 과산화지질이 된 LDL콜레스테롤을 발견합니다. '원수는 외나무다리에서 만난다!'라는 말처럼 면역세포는 이들을 닥치는 대로 집어삼키기 시작하고, 과식한 탓에 배가 불러 빵빵해지면 결국 터지고 맙니다. 그 결과, 적군을 만나면 발사하려고 준비해둔 미사일과 같은 물질이 주변을 향해 폭발하면서 혈관 내벽에 상처를 내 염증을 일으킵니다.

이제까지 심근경색의 직접적인 원인은 심혈관 내벽에 콜레스테롤이 들러붙기 때문이라고만 생각했는데, 최근 연구 결과, 이와 같은 면역 시스템의 이상이 초래하는 '염증성 질환'도 한몫한다는 사실이 밝혀졌습니다. 즉 면역폭주(免疫暴走)로 인해 발생하는 혈관의 만성적인 염증이 온갖 질병으로 진행되는 것입니다.

온몸에 염증이 발생하면 다양한 질병이 발생하는데, 즉 뇌에서는 뇌경색·치매·우울증, 동맥에서는 동맥경화증, 입안의 잇몸에서는 치주염, 기관지에서는 천식, 피부에서는 각종 피부 질환, 소장에서는 리퀴것증후군(Leaky Gut Syndrome, 소장에 구멍이 뚫리는 증세), 대장에서는 설사·변비, 췌장에서는 인슐린 생산량 저하를 일으키는 것으로 밝혀졌습니다.

'티엔에프 알파'는 인슐린 저항을 일으키는 역할도 합니다. 우리가 단순 탄수화물을 섭취하면 혈액 속에는 포도당이 갑자기 많아집니다. 그러면 췌장에서는 인슐린이 분비돼 포도당이 세포 속으로 빨리 들어가도록 돕는 역할을 하므로 혈당 수치가 내려갑니다. 그런데 인슐린 작용이 방해를 받으면 혈당 수치가 좀처럼 내려가지 않아 혈액 속에 항상 포도당이 넘쳐나 고혈당(高血糖) 상태가 돼 많은 문제를 일으키기 시작합니다.

세포를 둘러싸고 있는 세포막에는 인슐린을 받아들이는 수용체가 있는데, 여기에 인슐린이 도착하면 "포도당 운송 수단인 글루투

4(GLUT4)를 생산하라!"는 명령이 전달됩니다. 이 명령이 전달되면 글루투4가 생산되고 세포막으로 이동해 포도당이 들어오도록 문을 활짝 열어줍니다.

하지만 악성 호르몬인 티엔에프 알파의 명령에는 "인슐린의 명령을 무시하고 글루투4의 생산을 중단하라!"는 명령이 포함돼 있습니다. 이로 인해 글루투4의 생산량이 줄어들면 혈중 포도당을 세포 속으로 운반할 수 없게 됩니다.

이와 반대로 정상인의 지방세포에서는 "글루투4를 많이 생산하라!"는 명령이 전달되는데, 그것이 바로 착한 호르몬인 '아디포넥틴'입니다. 하지만 이 호르몬은 비만세포에서 거의 분비되지 않기 때문에 비만세포가 많아지면 혈액 속에는 아디포넥틴이 줄어들고, 그 대신 티엔에프 알파가 많아져 "글루투4의 생산을 중단하라!"는 명령만이 전달됩니다.

이러한 인슐린 방해 물질로 인해 고혈당 상태가 지속되면 뇌에서는 췌장에 "더 많은 인슐린을 생산하라!"는 신호를 보냅니다. 그러면 췌장은 더욱 열심히 인슐린을 생산해 혈액 속으로 보냅니다. 그렇게되면 이번에는 혈액 속에 인슐린이 넘쳐 '고인슐린혈증(高 Insulin 血症)'이라는 또 다른 문제를 일으킵니다. 이처럼 인슐린 작용을 방해해 인슐린 저항을 일으키는 물질 중에는 비만세포에서 분비되는 티엔에프 알파 외에 '레지스틴'도 있습니다.

● 레지스틴 – 당뇨병 유발

비만인의 비만세포에서 분비되는 '레지스틴'이라는 물질은 혈액 속에서 인슐린의 작용을 방해하기 때문에 혈당 수치가 높아지고 결국 당뇨병을 일으킨다는 사실이 세계 여러 나라의 학자들에 의해 밝혀졌습니다. 2004년 2월 서울대학병원 당뇨 및 내분비질환 연구팀은 생쥐를 대상으로 한 실험에서 비만과 당뇨병의 연결고리가 비만세포에서 분비되는 '레지스틴'이라는 사실을 확인한 연구 결과를 발표했습니다. 이 연구팀은 당뇨병 환자 200명과 정상인 200명의 혈중 레지스틴을 측정 비교한 결과, 당뇨병 환자의 레지스틴 농도(평균 3.2ng/ml)가 정상인(1.7ng/ml)의 1.9배 수준이었다고 밝혔습니다.

건강한 사람의 지방세포에서는 착한 호르몬 아디포넥틴이 많이 분비돼 티엔에프 알파와 경쟁해도 이겨낼 수 있으므로 인슐린이 제대로 작동할 수 있지만, 비만인의 경우는 이와는 반대 현상이 발생해 인슐린이 제대로 작동하지 못해 당뇨병으로 진행됩니다. 이처럼 비만과 당뇨병은 떼려야 뗄 수 없는 동전의 앞뒷면과 같은 관계입니다.

● 앤지오텐시노겐 – 고혈압 유발

고혈압이 되는 데는 동맥경화 외에도 여러 가지 요인이 있지만, 비만세포에서 분비되는 '앤지오텐시노겐(Angiotensinogen)'이라는 물질도 한 가지 원인이 됩니다. '앤지오텐시노겐'은 원래 간에서 생산돼 혈액으로 분비되는 물질이지만 최근 들어 비만세포에서도 생산된다는 것이 밝혀졌습니다. 이 물질은 강력한 혈관 수축 작용을 해 혈압을 올리는 역할을 하는 물질로 알려져 있는데, 비만세포에서 '앤지오텐시노겐'이 많이 분비될수록 혈관이 수축해 혈압이 올라가게 돼 있습니다.

'앤지오텐시노겐'으로 생성된 '앤지오텐신2'라는 물질은 나트륨 재흡수를 촉진하기도 하며, 뇌하수체에 작용해 소변 배출을 억제하는 작용을 하므로 체중 증가에 한몫하는 물질입니다. 몸속에 나트륨이 많을수록 혈압은 올라가게 돼 있으므로 자연히 고혈압으로 진행됩니다. 따라서 비만으로 인해 혈압약을 복용하고 있다면, 약에만 의존하지 말고 제일 먼저 체중 감소에 힘써야 합니다.

● 유리지방산 – 당뇨병 · 고지혈증 · 동맥경화증 유발

지방세포가 비대해져 비만세포가 되면 특히 내장의 비만세포에서는 지방산(脂肪酸)이 분해돼 혈액으로 흘러나오는데, 이를 '유리지방산(遊離脂肪酸)'이라고 합니다. 이처럼 분리된 '유리지방산'의 일부가 혈액순환에 의해 간이나 근육으로 운반되는데, 근육으로 운반된 지방산은 인슐린을 받아들이는 세포막의 출입문을 봉쇄해 신호가 제대로 전달되지 못하도록 방해하는 억할을 합니다. 이로 인해 포도당 운송 수단인 글루트4가 제대로 작동하지 않아 포도당을 세포 속으로 받아들이지 못하기 때문에 혈액에는 포도당이 지나치게 많이 존재해 인슐린 저항으로 진행됩니다.

또한 반드시 알아둬야 할 사실은 비만세포에서 단구주화성(單球走化性) 단백질이 분리돼 백혈구의 일종인 단구(單球)를 끌어모으는데, 세포 밖으로 나온 단구는 더욱 활성화돼 백혈구의 일종인 '매크로파지'가 됩니다. 매크로파지가 비만세포 주변에 모여들면, 비만세포에서 '종양괴사인자'로 알려진 '티엔에프 알파'가 분비됩니다. 티엔에프 알파는 인슐린 운송 수단인 글루트4가 생성되는 것을 방해하므로 결국 인슐린 저항을 일으켜 당뇨병을 유발하는 원인 물질이 됩니다.

'유리지방산'이란, '중성지방이 분해돼 혈액 속에 떠도는 지방산'을 가리키는데, 비만세포에서 분해돼 혈액 속에 지나치게 많이 존재하는 것을 '지질이상증(脂質異常症)'이라고 합니다. 지질이상증이란, 글자 그대로 '지질(脂質, 지방)이 이상(異常)하리만큼 많은 증세(症勢)'를 가리키는 전문용어로, 일반적으로 '고지혈증(高脂血症)'이라고 합니다. 고지혈증은 혈액을 끈적거리게 하는 요인이므로 당뇨병을 유발하는 공범 중 하나라고 할 수 있습니다.

고지혈증을 설명하려면 먼저 콜레스테롤 얘기부터 해야 할 것 같습니다. 혈액 속에 콜레스테롤이 지나치게 많은 고지혈증은 반드시 치료해야 한다는 것이 의료계의 대세입니다. 한편 콜레스테롤이 지나치게 적으면 수명이 짧아진다는 의견도 있기 때문에 전문가가 아닌 일반인들은 어느 쪽 말에 동조해야 좋을지 몰라 혼란에 빠져 있습니다. 하지만 고지혈증은 혈액을 끈적거리게 하는 요인이 되므로 당뇨병의 예방과 치유를 위해 반드시 알아둬야 하는 기초 지식입니다.

인간 생명의 가장 기초 단위는 세포, 그 세포를 둘러싸 보호하고 있는 것이 세포막입니다. 세포막의 70퍼센트는 인지질(燐脂質), 20퍼센트는 단백질, 5퍼센트는 콜레스테롤, 5퍼센트는 비타민 E로 구성돼 있습니다. 따라서 콜레스테롤이 부족하면 세포막이 형성되지 않기 때문에 신체 구성에 없어서는 안 되는 대단히 중요한 기본 물질입니다. 콜레스테롤은 필요에 따라 간에서 합성되기 때문에 굳이 동물성 식품을 통해 섭취하지 않아도 되는 물질입니다. 그런데도 전문 지식이 부족한 일반인들은 흔히 콜레스테롤에는 착한 역할의 'HDL콜레스테롤'과 나쁜 역할의 'LDL콜레스테롤' 두 종류가 있는 것으로 생각하고 있지만, 사실 콜레스테롤은 한 가지밖에 없습니다.

그러면 왜 한 가지뿐인 콜레스테롤에 대해 '착한 역할의 콜레스테롤'과 '나쁜 역할의 콜레스테롤'로 분류하는 것일까요? 이는 콜레스테롤의 역할 분담이 다르기 때문에 생긴 표현입니다.

콜레스테롤은 '기름'이고 혈액은 '물'입니다. 기름과 물은 서로 화합하지 않는 물질이므로 콜레스테롤 단독으로는 혈액 속에 존재할 수 없습니다. 그래서 물과 친숙한 인지질(燐脂質)과 단백질에 둘러싸여 혈액 속에 존재하는 것입니다. 이해하기 쉽게 설명하면 마치 만두와 같은 존재로, 만두의 '외피(外皮)'는 단백질과 인지질, '소(素)'는 콜레스테롤에 해당합니다.

이와 같은 구조의 'LDL단백질'이 혈관을 떠돌다가 각각의 세포에 필요한 콜레스테롤을 공급하는 중요한 존재인데도 지나치게 많기 때문에 '나쁜 역할의 LDL콜레스테롤'이라는 이미지가 굳어진 것입니다. 반면, '착한 역할의 HDL콜레스테롤'이라는 표현은 지나치게 많은 콜레스테롤을 회수해 화학 공장인 간으로 운반하는 역할을 하는데서 생긴 것입니다. 그러므로 '건강검진 결과 통보서'에 'LDL단백질'과 'HDL단백질'로 정확하게 표현하면 불필요한 오해는 없어질 것으로 생각합니다.

그리고 'LDL콜레스테롤 수치가 높다'는 것은 'LDL단백질에 의해 운반되는 콜레스테롤이 많다'는 것을 의미하며, 'HDL콜레스테롤 수치가 낮다'는 것은 'HDL단백질에 의해 간으로 회수되는 콜레스테롤이 적다'는 것을 의미하는데, 'LDL콜레스테롤'은 140mg/dL 이상, 'HDL콜레스테롤'은 40mg/dL 이하, 중성지방은 150mg/dL 이상이 되면 '지질이상증', 즉 '고지혈증(高脂血症)'이라고 합니다. 콜레스테롤과 중성지방이 헷갈린다는 견해가 많아 이해하기 쉽게 정리하면 다음과 같습니다.

콜레스테롤과 중성지방의 차이

콜레스테롤	중성지방
인체의 세포를 만드는 재료	인체의 에너지원이 됨
날씬해도 수치가 높은 경우가 있음	주로 뚱뚱한 사람에게 많음
식사 후 수치가 즉시 높아지지 않음	식사 후 수치가 즉시 높아짐
동물성 식품 · 트랜스지방 · 과산화지질 섭취	단순 탄수화물 · 알코올 · 지방 과다 섭취
스트레스를 받으면 다량 필요함	스트레스로 과식하면 다량 발생함
동맥경화와 담석증이 발생함	동맥경화 · 급성췌장염 · 통풍 · 지방간 발생함

중성지방은 과다 섭취한 단순 탄수화물(과자 포함)이나 알코올이 간에서 중성지방으로 전환돼 생성되기 때문에 기름진 음식을 섭취하지 않아도 지방간(脂肪肝)이 되거나 복부의 내장지방에 쉽게 축적되기도 합니다.

간에서 지나치게 많이 생성된 중성지방이 혈액 속으로 한꺼번에 방출되면 상대적으로 'HDL콜레스테롤' 수치가 줄어들기 때문에 콜레스테롤을 회수하는 능력이 저하됩니다. 또한 혈액에 중성지방이 지나치게 많아지면 새로 생성되는 'LDL콜레스테롤 입자'에도 이변이 발생합니다. 즉 콜레스테롤 함량이 적고 사이즈도 작은 소형의 LDL콜레스테롤이 생성되는 것입니다. 이렇게 생성된 소형의 LDL콜레스테롤은 크기가 작기 때문에 염증으로 인해 상처가 난 혈관 내 피세포를 뚫고 혈관 내벽으로 침투하기 쉽습니다.

소형의 LDL콜레스테롤이 혈관 내벽으로 침투하면, 백혈구의 일종인 매크로파지도 따라 들어가 이들을 집어삼키고 풍선처럼 부풀어 올라 혈관을 좁게 만들고 결국에는 터져 버리는데, 이러면 문제가 발생합니다. 면역세포가 갖고 있던 공격용 무기가 주변의 혈관 내벽에 상처를 내면, 상처 난 곳을 치유하기 위해 혈소판이 모여들고 피떡(혈전)을 만들어 시혈시킵니다. 이러한 일이 반복되면 동맥의 혈관이 좁아지면서 딱딱해져 동맥경화증을 유발합니다.

동맥경화증이란, 혈관 자체에 탄력성이 없어져 딱딱해질 뿐 아니라 혈관 안쪽에 다양한 이물질이 들러붙어 혈액이 원활하게 흐르지 못하게 좁아진 상태를 말합니다.

따라서 중성지방이 많이 형성되면 콜레스테롤 수치가 높지 않아도 동맥경화증의 위험도가 높아질 뿐 아니라 복부의 내장에도 지방이 쉽게 쌓이므로 당뇨병을 일으키는 요인이라 할 수 있습니다.

중성지방을 줄이기 위해서는 과음·과식과 단순 탄수화물 위주의 식생활에서 벗어나는 것이 무엇보다 중요합니다. 또한 앞서 언급한 것처럼 감소한 'HDL콜레스테롤 입자' 수치도 운동을 하면 향상되므로 몸을 많이 움직이는 일을 하거나 꾸준히 운동해야 지질이상증(고지혈증)이 개선됩니다.

● 비스파틴 – 류머티즘 관절염 유발

'비스파틴(visfatin)'은 비대해진 비만세포에서 분비되는 물질 중 하나로, 새로운 지방세포의 분열과 비대화를 촉진하는 것으로 알려진 악질적인 존재입니다. 내장에 지방이 많이 쌓일수록 그에 비례해 분비량도 증가하는데, 여성의 경우 난소 기능이 저하되면 '비스파틴'이 분비되기 쉽지만, 스트레스에 영향을 받기 쉽다는 보고도 있습니다. 특히 염증을 유발해 자가면역질환(류머티즘 관절염, 염증성 대장질환, 베체트병)의 발병과도 관련이 있다고 합니다.

● 인터로이킨-6 – 면역 이상과 염증 유발

지방세포에서 분비되는 물질 '인터로이킨(Interleukin)'은 현재 30여 종류가 발견됐는데, 비만세포에서 분비되는 인터로이킨-6(IL-6)이 백혈구의 일종인 매크로파지를 자극해 면역 질환과 염증을 유발하는 것으로 알려져 있습니다.

● 플라스미노젠 활성 억제 물질 – 혈전 형성 촉진 역할

비만세포에서 분비되는 '플라스미노젠 활성 억제 물질(Plasminogen Activator Inhibitor-1, PAI-1)'은 단백질 분해 효소가 혈전을 녹이는 것을 방해하는 작용을 합니다. 그렇게 되면 당연히 혈전이 생기기 쉬워지므로 뇌경색 · 심근경색 · 동맥경화와 같은 혈관질환의 원인으로 작용하는 악성 호르몬이 됩니다.

악성 호르몬이 유발하는 기타 질환

심장질환은 순환기내과나 심장혈관외과, 당뇨병은 내과나 내분비내과, 우울증과 치매는 신경내과나 정신건강의학과, 아토피 피부염은 피부과, 천식은 내과에서 치료를 받는 것이 현실입니다. 그런데 최근 들어 이러한 질환들의 공통점은 만성 염증에서 비롯된다는 것이 밝혀지면서 치료 접근법이 달라지고 있는데, 실제 사례로 천식 환자가 있습니다.

일부 나라에서는 아직도 '천식(喘息)'을 앓는 환자에게는 '기관지 확장 약'을 처방하곤 합니다. 그런데 최근 일본에서 '기관지 확장 약' 대신 '기관지 염증을 억제하는 치료법'으로 바꾸자, 천식으로 사망하는 사람이 1995년의 7,000여 명에서 2000년에는 5,000명 이하로 2,000여 명이나 감소했습니다. 치료법이 바뀌자 천식으로 사망하는 사람이 연간 30퍼센트나 감소했다는 것은 엄청난 충격입니다.

염증을 일으키는 요인으로는 과다 섭취한 오메가6 계열의 기름[4]이 한몫하고 있지만, 비만세포에서 분비되는 악성 호르몬도 일조하는 것입니다. 만성 염증으로 상처를 받으면 본래의 상태로 되돌아갈 수 없으므로 반복해서 발생합니다. 따라서 체중을 줄이는 일이 급선무인 것 같습니다.

● 발기부전

2017년 우리나라 국민건강보험공단의 〈발기부전, 전립선비대증 연령별 진료 현황 자료〉에는 2012~2016년에 발기부전으로 병원에서 치료를 받은 남성은 15,167명에서 16,307명으로 40대(17.8퍼센트), 50대(28.3퍼센트), 60대(23.6퍼센트)로 주로 중년층의 비중이 높지만, 같은 기간에 19세 이하가 163명, 20대 4,140명, 30대 9,554명, 40대 14,176명입니다. 특히 20대 발기부전 환자는 2012년 681명에서 2016년 905명으로 33퍼센트 증가했다는 점에서 청년층에서도 꾸준히 증가하고 있음을 알 수 있습니다. 이러한 상태는 국가적으로

---

4. '들기름, 아마인기름, 올리브기름'을 제외한 식용유 대부분을 말합니다.

고려할 때 예사로 보아 넘길 일이 아닙니다.

남성의 성기가 발기하기 위해서는 뇌에서 남성 호르몬인 테스토스테론이 충분히 분비돼야 하는데, 나이가 들어 뇌와 고환의 기능이 떨어지면 테스토스테론 분비가 감소합니다. 또한 발기부전은 당뇨병, 전립선비대증, 스트레스, 음주, 흡연, 운동 부족 등으로도 발생하지만, 이는 비만인에게도 나타나는 증상입니다.

비만세포에서 분비되는 염증 유발 호르몬으로 인해 혈관에 염증이 발생하면 동맥경화가 진행되는데, 이로 인해 남성 성기의 혈관이 충분히 확장되지 않거나 혈액 공급이 충분하지 않기 때문에 발생하는 것입니다. 부작용이 많은 '비○그라'를 찾기 이전에 염증을 유발하는 요인인 비만세포를 줄이는 것이 우선순위입니다.

● **변형성 무릎관절염**

'변형성 무릎관절염'은 다양한 요인에 의해 발생하지만, 특히 몸이 비대한 사람의 무릎에 많이 발생합니다. 갱년기가 지나 여성 호르몬 분비가 줄어든 60대 여성에게 많이 발생하는 질병입니다. 특히 80세가 지난 여성 대부분에게 나타나는 증상인데, 요즘은 40~50대 중년층에서도 발생하고 있습니다. 누구나 무릎에 통증이 발생히면 걷는 것이 귀찮아지며, 활동량이 줄어들고, 이로 인해 노화와 질병이 촉진되기 마련입니다.

'변형성 무릎관절염'은 글자 그대로 무릎뼈나 연골이 변형돼 서로 부딪혀 통증을 유발하는 것으로 생각하기 쉽지만, 사실은 그렇지 않습니다. 왜냐하면 무릎뼈와 연골에는 신경이 없기 때문에 뼈나 연골이 변형되거나 서로 부딪혀도 통증을 느끼지 못합니다. 그런데도 무릎이 아픈 것은 무릎에서 염증이 발생해 통증이 뇌로 전달되기 때문입니다.

해부학을 공부해보면, 무릎관절은 대퇴골(大腿骨)과 경골(脛骨, 무릎뼈)로 구성돼 있고, 관절 부분은 관절포(關節包)라는 주머니 모양의 막으로 둘러싸여 있는데, 그 안에는 관절의 움직임을 원활하게 하는 활막(滑膜)과 관절액(關節液)이 들어 있다는 것을 알 수 있습니다. 여기에 계속 체중이 부담을 줘 연골이 닳아 없어지면, 연골의 미세한 조각이 관절포 안쪽에서 활막을 자극하게 됩니다. 그 자극으로 인해 염증이 발생하면 무릎관절 주변이 붓고, 열이 나기도 하며 통증이 발생하는 것입니다.

그리고 염증이 발생하면 이곳을 수리·복구하기 위해 모여든 체액으로 인해 관절액이 점점 증가해 부어오르다 무릎에 물이 고이면 주사기로 물을 뽑아내는데, 비만인이 체중을 줄이며 치료를 하면 대개 문제는 해결됩니다. 그러나 변형성 무릎관절염을 앓는 사람이 완치되지 않았는데도, 체중을 줄이지 않으면 무릎에 지속해서 부담을 주기 때문에 연골이 계속 깎이고, 그로 인해 새로운 염증을 일으키게 되는 악순환에 빠집니다.

'변형성 무릎관절염'의 가장 큰 원인은 비만입니다. 이러한 질환을 예방하기 위해서는 체중을 줄여 연골이 닳아 없어지지 않도록 하는 것이 최우선이며, 그다음으로는 염증을 유발하는 오메가6 계열의 기름과 그 기름으로 조리한 튀김요리나 볶음요리를 멀리하는 것입니다. 또한 연골이 쉽게 마모되는 데는 비타민과 미네랄 부족과도 밀접한 관련이 있으므로, 평소 신선한 채소와 과일 섭취를 소홀히 해서는 안 됩니다.

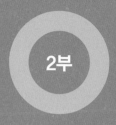

2부

다이어트에
성공하려면?

어떤 문제가 발생하면 재발하지 않도록 원인을 규명해 정보를 공유하는 것이 가장 좋은 해결책입니다. 비만에도 원인이 있기 마련인데, 최근 들어 몸속의 비만세균, 영양 불균형, 잘못된 음식 선택, 불규칙한 생활 환경, 스트레스, 호르몬 감소, 수면 부족, 저체온증, 사회적인 요인 등이 복합적으로 얽혀 있다는 것이 밝혀졌습니다.

1 ── 어린이와 청소년에게 비만이 발생하는 이유

2017년 10월 영국의 임페리얼대학교와 세계보건기구는 의학 전문지 〈란셋(The Lancet)〉에 200개국 5세부터 19세까지의 어린이와 청소년 3,150만 명의 키·몸무게로 측정한 체질량지수 분석 결과를 발표했습니다. 이 발표에 따르면, 여자 비만 어린이인 경우는 1975년 500만 명에서 2016년 5,000만 명, 남자 비만 어린이는 600만 명에서 7,400만 명으로 증가해 전 세계적으로 1억 2,400만 명에 달해 지난 41년간 10배 이상 증가했습니다. 더욱이 비만은 아니지만 과체중에 포함되는 어린이와 청소년도 전 세계적으로 2억 1,300만 명에 이르렀습니다.

41년간 비만이 많이 늘어난 곳은 미국·영국·아일랜드·캐나다·호주·뉴질랜드와 같은 고소득 국가에 집중됐지만, 특히 미국의 어린이 · 청소년의 비만율은 20퍼센트가 넘고, 독일 · 프랑스 등의 서유럽 국가들도 10퍼센트 정도까지 증가했습니다. 요즘은 동남아시아 · 북아프리카와 같은 저소득 국가에서도 계속 늘어나고 있습니다.

현재 비만율이 가장 높은 나라는 패스트푸드 · 통조림 · 청량음료와 같은 정크푸드 소비율이 가장 높은 남태평양의 섬나라 '나우루, 쿡 제도, 통가, 사모아, 팔라우' 등으로 2016년 어린이 · 청소년의 30퍼센트 이상이 비만입니다. 대한민국은 1975년 남자 어린이의 1.2퍼센트만이 비만이었지만, 2016년에는 12.9퍼센트로 41년 만에 10배나 증가해 세계 58위를 차지했고, 여자 어린이는 4.7퍼센트로 증가해 134위를 차지했습니다.

비만 전문가들은 최근 전 세계에서 동시다발적으로 증가하는 비만의 원인으로 가공식품과 유통 시스템의 변화를 지적하고 있습니다. 신선한 식자재를 공급하던 전통시장이 사라지고 편의점과 대형마트가 시장 역할을 대체하는 과정에서 고도로 가공된 인스턴트 음식이 주류를 이루고 있다는 것입니다. 비만의 원인은 대부분의 선진국의 경우 '전체 식품의 3분의 2 이상이 완제품(간편식)으로, 동물성 식품과 고도로 정제한 단순 탄수화물과 같은 고열량 음식'이라고 합니다.

국내의 경우에도 어린이와 청소년에게 비만이 발생하는 요인으로는 값싸게 구매할 수 있는 인스턴트식품, 주문만 하면 집과 공원까지 배달해주는 통닭 · 중국요리, 학교 근처에 즐비한 패스트푸드 가게 등이 한몫하고 있습니다. 게다가 앞에서(자세한 내용은 26쪽 참고) 언급한 것처럼 초등학생 → 중학생 → 고등학생으로 고학년이 될수록 지나치게 많은 칼로리를 섭취하면서 밖에서 뛰노는 시간이 줄어들고, 그 대신 컴퓨터·게임기·스마트폰만을 붙들고 앉아 생활하는 습관으로 인해 충분한 신체 활동을 하지 않는 데 있습니다.

미국의 '윌리엄 클리시' 교수는 전 세계적으로 어린이와 청소년들에게 유행병처럼 확산되는 과체중과 비만에 대해 "우리 자녀들의 건강에 심각한 영향을 미칠 수 있는 예방 조처를 취하지 않는다면 비만은 걷잡을 수 없이 늘어날 것이다"라고 말했습니다.

모든 결과에는 원인이 있기 마련인데, 가장 큰 원인은 '부모들의 안이한 생각'입니다. 자신의 사랑하는 자녀가 과체중이나 비만이 진행 중일 때 왜, 어째서 이러한 상태에 이르렀는지 자녀들의 식생활에 관심을 가졌다면 충분히 예방할 수 있는 문제인데도 부모들이 전혀 신경쓰지 않고 내버려둔 결과라고 생각합니다.

2 __ 왜 나이가 들면 살이 찌는가?

남성은 40대, 여성은 30대 후반부터 기초대사량(基礎代謝量, 신체의 기본 에너지 소모량)이 대폭 줄어듭니다. 그런데도 에너지 소모량이 왕성한 청소년 시절에 섭취하던 양을 그대로 유지하면 자연히 칼로리 과잉으로 인해 살이 찌기 마련입니다.

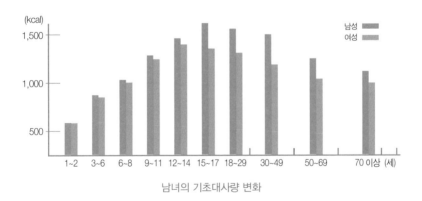

남녀의 기초대사량 변화

사람이 나이가 들면서 에너지 소모량이 줄어들고 있는데도 체중을 줄이지 못하는 이유는 흰쌀밥·떡·밀가루 음식·설탕이 든 음료수나 과자와 같은 단순 탄수화물 중독, 지방의 과다 섭취, 가공식품에 포함된 화학물질이 비만의 주요 원인이라는 사실을 모두 알고는 있지만 중독에서 벗어나기가 쉽지 않습니다.

또한 하루에 500미터도 걷지 않거나, 대부분 시간을 텔레비전이나 책상 앞 또는 자동차 안에 앉아 생활하는 경우, 매일 30분 정도의 간단한 운동도 할 기회가 없어 에너지를 소모하지 못하는 것도 비만의 주요 원인입니다.

그리고 의학의 아버지라 불리는 '히포크라테스'조차 "배가 약간 뚱뚱한 사람이 좋다"고 말했기 때문인지는 몰라도 사회적으로 "약간 통통한 사람이 건강하다"는 잘못된 인식으로 인해 체중 감소에 전혀 신경쓰지 않는 사람이 점점 더 늘어나고 있습니다.

3 ___ 에너지 소모 순서를 알아야 한다

몹시 배가 고플 때 사탕을 먹으면 시장기가 없어지는 것을 느낀 적이 있을 것입니다. 이러한 현상은 주로 영양가가 부족한 흰쌀밥·떡·빵·국수·과자와 같은 단순 탄수화물 중심의 음식을 먹어 혈당 수치가 급격히 올라갔다가 폭포수처럼 분비되는 과잉의 인슐린으로 인해 혈당 수치가 너무 많이 내려간 탓에 생긴 저혈당 상태에서 발생하는 것입니다.

저혈당 상태에서는 과일이나 에너지가 되지 않는 물을 섭취하면 배고픔을 일시적으로 잊을 수 있고 몸속의 체지방을 감소시킬 수 있습니다. 어떻게 그렇게 되는지 알기 위해서는 섭취한 음식물을 에너지로 활용하는 데 순서가 있다는 것을 기억해야 합니다.

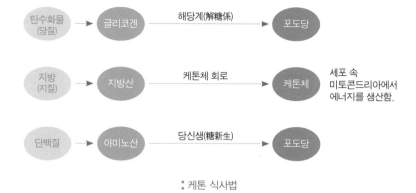

: 케톤 식사법

≪1차로, 탄수화물로 생성된 혈중 포도당을 에너지로 활용한다.

≪2차로, (포도당이 고갈되면) 체시방을 분해해 에너지로 활용한다.

≪3차로, (체지방이 부족하면) 단백질을 분해한 아미노산을 활용한다.

인체는 위와 같은 순서로 에너지를 소모하는데, 인체의 저장 창고에 저장할 수 있는 '당질(糖質, 포도당의 재료)'은 약 500그램 정도, 즉 2,000킬로칼로리입니다. 이와 같은 저장 용량을 초과한 영양소(에너지)는 중성지방으로 전환돼 지방세포에 저장되는데, 건강한 성인이라면 최저 용량이 약 10킬로그램 이상입니다.

이처럼 인체에 저장된 영양소(당질, 중성지방, 아미노산)를 필요한 에너지로 전환해 소모하는 데는 순서가 있습니다. 생명활동은 잠을 자는 동안에도 지속되므로 1차로 혈액 속의 포도당이 소진되면 2차로 인체에 저장된 지방, 즉 체지방을 분해해 에너지로 활용하고, 그것으로도 부족하면 3차로 신체의 단백질을 분해한 아미노산을 포도당으로 만들어 활용하도록 설계돼 있습니다. 체중을 줄이는 데는 위와 같은 에너지 소모 순서를 기억해두는 것이 도움이 됩니다.

탄수화물과 동물성 단백질을 함께 섭취했을 때 탄수화물에서 전환된 포도당이 먼저 소모되는 동안, 지방은 지방세포에 저장됩니다. 이와 같은 순서를 무시하고 배가 고프다고 해서 잠깐의 배고픔을 참지 못하고 또다시 단순 탄수화물과 고단백질 위주의 음식을 섭취하면 지방세포에 저장된 중성지방이 소모될 기회를 박탈당하기 때문에 체중이 계속 늘어날 수밖에 없습니다.

니코틴이나 알코올에 중독된 사람이 금단증상을 이기지 못하고 또다시 담배나 술을 찾는 경우가 많은 것처럼 영양가가 부족한 단순 탄수화물도 이처럼 금단증상이 나타납니다. 그렇기 때문에 식생활을 바꾸지 않으면 절대로 단순 탄수화물 중독에서 벗어날 수 없습니다.

4 — 탄수화물 중독에는 이유가 있다

탄수화물에 대한 고정관념

식생활은 부모로부터 영향을 받은 것이기 때문에 특별한 경우를 제외하곤 새로운 식생활로 전환하는 데 많은 장애물이 있습니다. 그중 하나가 정신적으로 탄수화물 중독에서 벗어나지 못하는 것인데, 구체적으로 언급하면 다음과 같습니다.

《 우리의 주식은 쌀밥이다.

《 밥을 먹지 않으면 기운이 없다.

《 배가 고프면 잠이 오지 않는다.

《 하루에 세 끼는 반드시 먹어야 한다.

《 밥을 먹지 않으면 식사를 하지 않은 것 같다.

앞에서 언급한 사항은 대부분 사람이 실천하고 있는 식생활에 대한 고정관념인데, 날씬한 몸매와 건강을 유지하기 위해서는 이러한 탄수화물 중독에서 벗어나야 합니다. 하지만 부모에게 영향을 받아 수십 년 동안 실천하고 있는 식생활, 결혼한 부부 또는 부모와 함께 생활하고 있거나 여러 사람과 집단생활을 하는 환경이라면 식생활 개선은 거의 불가능에 가깝습니다.

비타민과 미네랄 부족

갓난아기를 안아보면 체온이 매우 따뜻한 것을 느낄 수 있습니다. 그런데 요즘 젊은이들과 악수를 하면 의외로 손이 차가운 사람이 많다는 것에 놀라지 않을 수 없습니다. 젊음의 상징은 피가 끓어오르는 강인한 육체와 따뜻한 손인데, 노인의 손처럼 차갑다는 것은 뭔가 크게 잘못돼 있는 것입니다.

방 전체가 따뜻한 '온돌방'과 사람이 눕는 자리만 따뜻한 '전기장판' 중 어디에서 잠을 자야 아침에 일어날 때 몸이 가뿐할까요? 당연히 온돌방이겠죠. 우리 인체에도 열효율이 좋은 '온돌방'과 열효율이 형편없는 '전기장판' 같은 발전소가 존재합니다.

인체에서 열효율이 가장 좋은 발전소는 세포 속의 '미토콘드리아'입니다. 아파트단지 옆에 열병합발전소가 있다고 해서 모든 아파트에 전기와 뜨거운 물이 저절로 공급되는 것은 아닙니다. 발전소에 연료와 산소 공급이 충분해야 전기와 뜨거운 물이 각 가정으로 공급되면서 개인의 집안이 따뜻해집니다.

포도당이 에너지로 전환되는 대형 발전소인 '미토콘드리아'는 세포 1개당 수백~수천 개가 있는데, 신체 전체를 종합하면 체중의 10퍼센트를 차지할 정도로 많습니다. 세포 속의 '미토콘드리아'는 포도당·산소·비타민·미네랄로 가동하는 1등급 발전소이기 때문에 열효율이 대단히 높아 항상 몸 전체를 따뜻하게 유지하지만, 만약 '철분'을 비롯한 미네랄과 비타민이 부족하면 에너지를 제대로 생산할 수 없게 됩니다.

이처럼 '미토콘드리아'에도 연료인 포도당·산소·비타민·미네랄이 충분히 공급돼야 열효율이 좋은 '세포 속 발전소'의 역할을 할 수 있습니다. 만약 연료인 포도당은 충분한데 비타민·미네랄이 충분히 공급되지 않으면 세포 속의 '세포질(細胞質)'에서 형편없는 수준의 에너지를 생산하게 됩니다. 특히 철분이 부족하면 더더욱 그렇습니다.

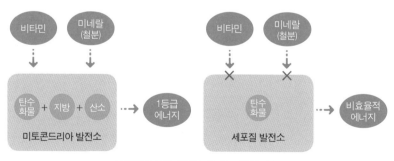

∶ 미토콘드리아 발전소와 세포질 발전소

앞의 그림처럼 체중의 10퍼센트에 해당하는 발전소에 철분이 부족하면 세포질은 체온이 낮은 환경에서 비타민·미네랄이 제대로 공급되지 않아도 포도당만 있으면 미지근한 열을 발산하기 때문에 단순 탄수화물 중독에서 벗어나기 어렵습니다.

이처럼 철분 부족으로 인한 '세포질'의 발전 능력을 다른 말로 표현하면 '수명이 다 돼 열효율이 형편없는 폐기 처분 직전의 발전소'라고 할 수 있습니다. 따라서 포도당만으로 에너지를 생산하는 '세포질'은 포도당의 재료인 탄수화물만 요구하게 되므로 탄수화물 중독이 되는 것입니다.

현재까지 밝혀진 바에 따르면, 체질량지수 30 이상으로 탄수화물 중독이 된 비만인은 100퍼센트 철분 부족이라는 것입니다. 이처럼 비만인이 탄수화물 중독에서 탈출하려고 해도 불가능한 이유는 세포질이 좋아하는 식품, 즉 산소·비타민·미네랄이 부족한 단순 탄수화물 덩어리인 흰밥, 떡, 밀가루로 만든 국수·라면·빵·과자, 설탕이 많이 든 가공식품을 좋아하지만, 1등급 발전소 '미토콘드리아'가 좋아하는 천연식품은 멀리하기 때문입니다.

왜 탄수화물 중독이 되는지 구체적으로 설명하면 다음과 같습니다. 입을 통해 들어온 모든 음식물의 영양에 관한 정보는 소화기관(혀, 위장, 소장, 대장)과 뇌 사이에 연결된 신경망을 통해 뇌로 전달됩니다. 초고성능 컴퓨터에 해당하는 뇌에서는 이러한 정보를 종합적으로 분석해 영양소가 부족한 음식이 들어오면 "더 먹어요! 더 먹어요!" 하고 계속 신호를 보냅니다. 그러면 자신도 모르게 허겁지겁 먹게 됩니다. 따라서 비타민과 미네랄이 대부분 제거돼 영양소가 부족한 식품을 섭취하고 있는 동안에는 절대로 단순 탄수화물 중독에서 헤어날 수 없습니다.

하지만 비타민·미네랄·항산화물질이 풍부한 신선한 식품을 먹을 때는 누구나 느긋하게 먹게 됩니다. 실제로 테스트해보면 금방 알수 있습니다. 몹시 배가 고플 때 신선한 사과나 바나나를 먹으면 신기하리만큼 이상하게 천천히 먹게 되며, 또한 금방 포만감을 느껴 식사 때가 돼도 배고픈 줄을 모릅니다.

많은 사람이 먹고 싶어 하는 불고기에는 식이섬유가 전혀 없고 기타 영양소도 부족하기 때문에 배가 몹시 고플 때 2~3인분은 거뜬히 먹을 수 있습니다. 하지만 식이섬유를 비롯해 각종 영양소가 골고루 포함된 중간 크기의 사과는 2개만 먹으면 더 이상 먹고 싶지 않습니다.

불고기 1인분을 400그램으로 계산해 3인분이면 1.2킬로그램, 중간 크기의 사과는 대개 300그램이므로 2개에 600그램, 불고기와 사과의 비율은 2:1입니다. 하지만 사과의 씨앗이 있는 부분을 제거하면 무게는 더욱 줄어들어 3:1 정도가 됩니다. 이렇게 적은 양인데도 포만감을 느껴 배고픈 줄을 모르는 것은 그만큼 영양이 풍부하기 때문에 뇌에서 "더 먹지 않아도 돼요!" 하고 신호를 보내는 것입니다.

이러한 점을 모르는 지혜롭지 못한 부모는 자녀가 먹고 싶어 하는 과일을 식사 전에는 먹지 못하게 하는데, 그 이유는 "과일 때문에 아이가 밥을 먹지 않는다"는 것입니다. 단순 탄수화물보다 더 중요한 것은 비타민과 미네랄이 풍부한 신선한 과일과 채소인데도, 이러한 사실을 무시하다니 참으로 안타깝습니다.

산소·비타민·미네랄·항산화물질이 풍부한 신선한 식품을 섭취하면 열효율이 좋은 발전소 '미토콘드리아'가 고효율의 열을 생산합니다. 그래서 신선한 채소와 과일을 좋아하는 사람의 체온은 갓난아기처럼 항상 따뜻해 겨울철에 냉수로 세수와 면도를 해도, 머리를 감아도 차가운 줄 모르며, 심지어 냉수마찰을 해도 감기에 걸리지 않고, 한겨울에 밖에 나가 잠시 찬바람을 쐬도 오히려 시원하게 느낍니다.

겨울철에 기온이 영하로 내려가거나 잠깐 찬 바람을 쐬기만 해도 몸이 덜덜 떨리는 사람이라면 하루빨리 식생활을 개선해야 합니다. 6개월 이상 아침에 식사 대신 신선한 채소나 과일주스 또는 샐러드를 많이 섭취해 1등급 발전소인 '미토콘드리아'가 제대로 가동하도록 해야 추운 겨울에도 따뜻한 손을 내밀며 자신감 있게 남과 악수할 수 있습니다.

저는 2013년 3월 1일부터 식생활을 개신해 아침에 신선한 채소와 과일 주스를 마시고, 식사 때는 반찬을 날것 위주로 먹은 덕분에 1년 정도 지났을 때 체중이 15킬로그램이나 줄었습니다. 그리고 6년이 지난 지금까지 매년 독감 예방주사를 맞지 않았는데도 감기나 독감

한 번 걸리지 않았으며, 겨울철에도 항상 따뜻한 손으로 남과 악수할 수 있게 됐습니다. 이는 저 혼자만의 경험이 아니라 최신 영양학에 근거한 저의 조언을 받아들인 사람들이 경험하는 공통적인 특징입니다.

단순 탄수화물 중독에서 벗어나도록 도움을 주는 '철분이 많이 포함된 식품'을 순서대로 열거하면 다음과 같습니다(단위는 100그램당 밀리그램).

《파래 74.8

《톳 55.0

《돌김 48.3

《목이버섯 35.2

《멸치 18.0

《말린 새우 15.1

《김 11.4

《참깨 9.9

《잣 6.2

철분 함유량이 가장 많은 '파래'는 값도 싸고 1년 내내 언제든지 살 수 있는 매우 흔한 식품입니다. 또한 '마그네슘'도 풍부해 고혈압·당뇨병 예방과 치유에 더없이 좋은 식품이므로 다이어트에 성공하려면 단 하루도 거르지 말고 매일 파래 반찬을 식단에 포함할 것을 권합니다.

혈당 수치의 급격한 변화

흰밥·떡·국수·우동·라면·빵과 같은 단순 탄수화물 위주의 식사를 하면 혈당이 갑자기 올라갑니다. 그러면 혈당을 낮추기 위한 인슐린이 대량으로 분비돼 포도당을 온몸의 세포로 밀어넣기 때문에 마치 나무에 매달린 과일이 떨어지는 것처럼 혈당이 순식간에 떨어집니다. 이러한 상황이 발생하면 뇌가 영양 부족으로 착각해 "주인님, 배가 고파요!" 하고 신호를 보내고 다시 식사 때가 몹시 기다려지므로 초조하며 짜증이 나기 시작합니다. 그리고 밥을 보는 순간, 순식간에 먹어치웁니다. 그러면 혈당은 또다시 갑자기 올라갑니다.

이처럼 그네를 타듯이 혈당 수치가 심하게 오르락내리락하면 정신적으로 문제가 발생하기 때문에 쉽게 화를 내고, 더 나아가 아무에게나 폭력을 행사하며 분풀이를 하게 됩니다. 수많은 학자의 논문에서는 '정신적으로 문제가 있는 사람들의 공통점은 단순 탄수화물 위주의 식사와 청량음료'라는 점을 밝히고 있습니다.

포도당을 좋아하는 암세포

암세포는 포도당을 매우 좋아한다는 것이 최근 '양전자방사단층촬영(陽電子放射斷層撮影)'에 의해 밝혀졌습니다. '양전자방사단층촬영'을 'PET검사'라고도 하는데, 이는 'Positron Emission Tomography'의 약칭입니다. 'PET검사'는 암세포가 좋아하는 포도당과 비슷한 구조를 가진 약물을 환자의 몸속에 투여하고 그 약물이 암세포로 모여드는 것을 촬영해 확인하는 검사입니다. 'PET검사'를 하면 어디에 어느 정도의 암세포가 있는지 확인할 수 있습니다.

'PET검사'를 통해 밝혀진 바에 따르면, 암세포는 정상적인 세포의 3~8배나 되는 포도당을 좋아한다고 합니다. 40대부터는 암이 발생하기 시작하는 세대이므로 40대 이후는 단순 탄수화물을 과다 섭취하지 않는 것이 좋습니다.

단순 탄수화물 중독에서 벗어나는 첫걸음은 아침에 식사 대신 영양소와 산소가 풍부한 신선한 주스나 과일 및 샐러드 중심의 식생활, 날것 위주의 반찬으로 전환하는 것입니다.

여기서 꼭 강조하고 싶은 것은 21세기 최첨단 영양학을 공부하지 않은 사람들의 "불에 익히지 않은 채소와 과일을 좋아하면 몸이 차가워진다"는 말에 휘둘리지 않는 것입니다.[5]

---

5. 식생활 개선에 관한 상세한 정보는 『건강서적 100권 한번에 읽기』를 참조하기 바랍니다.

5 ___ 비만을 유발하는 세균은 따로 있다

'적을 알고 나를 알면 백 번 싸워도 전혀 위태롭지 않다'라는 손자병법의 말이 있듯이 우리 몸속에 사는 나쁜 세균의 일종인 비만세균(肥滿細菌)에 대해서도 알고 대처해야 살이 찌는 것을 예방할 수 있습니다.

일반적으로 '뇌'가 몸 전체를 컨트롤하고 있는 것으로 알고 있는데 사실 뇌에 영향을 미치는 것은 장 속에 사는 세균들입니다. 어머니 뱃속에서 새로운 생명체가 싹트기 시작할 때, 태아에게 가장 먼저 생기는 것은 소화기 계통의 소장과 대장입니다. 최근 소장·대장과 뇌는 멀리 떨어져 있지만 이들 사이에는 무수한 신경세포가 연결돼 있어 서로 신호를 주고받으며, 뇌는 장의 상태에 따라 신체를 조절하고 있다는 것이 밝혀졌습니다.

우리가 아무리 칼로리를 계산해 다이어트를 하고 있어도, 달콤한 것을 보는 순간 "저것이 먹고 싶다!"고 유혹을 느끼는 것은 장 속에 존재하는 비만세균 때문입니다. 따라서 비만을 촉진하는 비만세균과 비만 예방 역할의 유익한 세균에 대해 알고 있으면 실패하기 십상인 칼로리 계산 위주의 식생활을 하지 않아도 다이어트에 성공할 수 있습니다.

장 속에는 세균들이 산다

우리가 가끔 텔레비전 뉴스나 신문을 통해 "○○음식이나 △△음료수에 '대장균(大腸菌)'이 포함돼 있다"라는 말을 들으면, 사람 몸속의 대장균이 대변을 통해 밖으로 나와 오염된 것으로 착각하는 경우가 많습니다. 하지만 사실은 흙 속에 사는 세균 중 일부가 우리 몸속의 대장으로 들어와 살고 있기 때문에 그렇게 부르게 된 것입니다.

우리 몸에는 흙 속에 사는 대장균을 포함해 약 1.5~2킬로그램 정도의 세균들이 살고 있는데, 그중 4분의 3이 소장과 대장에 있습니다. 그래서인지 어렸을 적부터 흙을 만지며 세균을 많이 받아들이며 자란 사람은 그렇지 않은 사람보다 면역력이 강하다는 사실이 밝혀졌습니다. 이러한 사실을 알게 된 핀란드나 독일과 같은 일부 선진국의 유치원에서 흙을 만지며 자연 탐구생활을 하는 교육과정을 도입한 결과, 흙을 전혀 만지지 않으며 자란 어린이들보다 면역력이 훨씬 강해 아토피로 고생하는 어린이들이 대폭 줄어들었다는 보고도 있습니다.

장 속에 사는 세균들은 몸에 이로운 역할을 하는 유익균(20퍼센트), 해로운 역할을 하는 유해균(10퍼센트), 중립적인 역할을 하는 중립균(70퍼센트)으로 나눌 수 있습니다. 최근에 밝혀진 이들의 종류는 1,000여 종, 개체수는 1,000조 개가 넘는다고 하니 놀라지 않을 수 없습니다.

우리 인체의 장에는 크게 네 그룹의 세균, 즉 악티노박테리아(Actinobacteria), 피르미쿠테스(Firmicutes), 박테로이데테스(Bacteroidetes), 프로테오박테리아(Proteobacteria) 계열의 세균 집단들이 살고 있는데, 이들은 다음과 같이 분류할 수 있습니다.

《유익균 집단 → 악티노박테리아

《유해균 집단 → 프로테오박테리아

《중립균 집단 → 피르미쿠테스, 박테로이데테스

중립균의 특징은 유해균의 세력이 조금이라도 확장되면 그들과 연합해 작용하고, 유익균이 증가하면 그들과 연합하는 성질이 있습니다. 다른 말로 표현하면 '줏대가 없는 세균'입니다. 이와 같은 중립균의 성질을 이용해 항상 유익균 쪽과 연합하게 만드는 것이 날씬한 몸매와 건강을 유지하는 가장 좋은 방법 중 하나입니다.

그렇게 하기 위해서는 가장 세력이 강한 중립균, 즉 '박테로이데 테스'의 성질을 이용해야 합니다. 가장 좋은 방법은 유익균이 좋아하는 음식인 유산균이 많은 김치 · 물김치 · 동치미, 식물성 요구르트, 섬유질이 많은 곡류와 채소 및 과일을 섭취하는 것입니다.

비만세균 '피르미쿠테스'를 줄여라

비만세균이 좋아하는 음식은 단순 탄수화물과 당분인데, 사람의 뇌는 이러한 음식에서 생성된 포도당을 에너지로 활용하고 있기 때문에 비만세균과 취향이 똑같습니다. 취향이 같은 비만세균과 뇌는 멀리 떨어져 있지만, 서로 신경망을 통해 정보를 교환하며 동일한 음식을 탐하게 됩니다.

뇌는 스트레스를 받으면 불안과 초조를 잘 느끼는 존재인데, 이러한 증세를 완화해주는 것이 '세로토닌'이라는 호르몬입니다. 이 세로토닌의 재료가 되는 물질이 장에서 생성돼 뇌로 공급됩니다. 그런데 비만세균의 세력이 강해지면 장에서 세로토닌의 재료가 제대로 생성되지 않아 뇌로 충분히 공급해줄 수 없습니다. 이 경우 달콤한 단순 탄수화물을 섭취하면 뇌는 세로토닌이 부족해도, 즉각 "아~ 행복해!" 하면서 만족감을 느낍니다. 뇌는 이러한 상태를 잘 기억해뒀다가 달콤한 음식을 보기만 해도 그것을 먹고 싶어 합니다. 그리하여 단순 탄수화물 중독이 발생하는데, 특히 설탕이 많이 들어 있는 식품을 탐하게 됩니다.

음식을 통해 섭취한 설탕은 입 안이나 위장에서 불과 10초 만에 흡수되고 곧바로 뇌로 직행합니다. 그렇게 되면 뇌는 "아~ 맛있다!"고 느끼면서 "더 많이 드세요!" 하는 신호를 보냅니다. 특히 설탕이 30퍼센트 이상 포함된 초콜릿을 보면 "한 입만 먹어야지!" 하고 조금만 먹지만 뇌는 즉각 반응을 나타내 "더 먹어요! 더 먹어요!" 하기 때문에 설탕 의존증(중독)이 발생하는 것입니다. 이처럼 뇌가 좋아하는 달콤한 음식만을 섭취하면 유익한 역할을 하는 세균은 줄어들고 해로운 역할을 하는 세균만이 증가하기 시작하는데, 그러한 세균 중에는 비만세균도 포함됩니다.

비만을 예방하기 위해서는 무엇보다 비만세균의 개체수를 줄여야 합니다. 비만세균은 중립균에 속하는 '피르미쿠테스균'으로, 고지방·고단백·단순 탄수화물을 인체의 에너지로 활용하도록 대사(代謝, model change)하는 유전자가 많은 세균입니다. 이러한 세균들은 사람이 섭취한 음식이 여러 단계의 소화 과정을 거쳐 소장에 도달하면 비만세균이 강력한 힘을 발휘해 소장을 통해 에너지가 많이 흡수되도록 합니다. 이처럼 비만세균의 세력이 강해지면 사람이 음식을 조금만 섭취해도 대량의 에너지를 흡수하는 체질로 바뀝니다. 우리 주변에서 "음식을 조금만 먹어도 살이 찐다"고 말하는 사람들에게는 이러한 세균이 몸에 많이 살고 있을 확률이 높습니다.

이를 뒷받침하는 증거로는 미국 워싱턴대학교의 '제프리 고든' 교수가 〈네이처(Nature)〉 2006년 12월호에 발표한 논문을 들 수 있습니다. '제프리 고든' 교수의 연구팀은 비만인 12명과 날씬한 사람 5명의 대변 속 세균을 비교 · 조사했습니다. 그 결과 '비만세균'으로 알려진 '피르미쿠테스'와 '슬림 세균'으로 알려진 '박테로이데테스'의 개체수가 크게 다른 것으로 밝혀졌습니다.

비만인은 날씬한 사람보다 '피르미쿠테스'가 20퍼센트 더 많았고, '박테로이데테스'는 90퍼센트 가까이 적었습니다. 이러한 사실을 알게 된 비만인들은 고지방 · 고칼로리 위주의 식생활에서 저지방 · 저칼로리인 식물성 식품 위주의 식생활로 전환해 1년간 꾸준히 다이어트했습니다. 그 결과, '피르미쿠테스'의 개체수는 줄어들고 '박테로이데테스'는 증가해 체중이 25퍼센트 정도나 감소했습니다.

이처럼 장 속에 사는 세균 비율이 비만의 원인이자 결과일 수 있다는 사실이 동물 실험에서도 밝혀졌습니다. 연구팀은 비만 생쥐와 날씬한 생쥐의 장 속에 사는 세균을 각각 추출해 장 속에 세균이 거의 없도록 사육한 무균(無菌) 생쥐들에게 주입했습니다. 35일이 지나자 비만 쪽 세균을 주입받은 생쥐들은 날씬한 쪽의 것을 주입받은 생쥐들보다 체지방이 20퍼센트 정도 증가했습니다.

그러면 어떻게 하는 것이 슬림 세균인 '박테로이데테스'를 증가시키는 가장 좋은 방법일까요? 첫째, 슬림 세균이 좋아하는 먹이를 공급하는 것, 즉 식이섬유가 풍부한 신선한 채소와 과일을 섭취하는 것입니다. 둘째, 슬림 세균 계열의 유산균을 섭취하는 것, 즉 유산균이 풍부한 발효식품인 김치, 동치미, 물김치, 생된장, 날것의 청국장(낫토)을 꾸준히 섭취하는 것입니다. 마지막으로 '피르미쿠테스균'이 좋아하는 고지방 · 고단백질 · 단순 탄수화물을 줄이는 것입니다.

6 ___ 수면 부족으로 식욕이 왕성해진다

밤늦게까지 일하거나 공부하는 불규칙한 생활로 인해 "다이어트 중인데도 밤늦게까지 일하다가 배가 고파 음식을 먹었더니 갑자기 체중이 늘었다"고 하소연하는 사람을 자주 볼 수 있습니다. 이러한 일은 수면 부족에 시달리는 사람이라면 누구나 경험하는 사실입니다.

그러면 왜 수면 부족에 시달리면 갑자기 체중이 늘어나는 것일까요? 인간의 몸에는 수면이 부족하면 식욕이 강해지는 시스템이 갖춰져 있기 때문입니다.

독일과 스웨덴의 두 대학 연구팀이 합동으로 조사·발표한 바에 따르면, 수면 시간이 짧으면 식욕을 돋우는 호르몬 '그렐린(Ghrelin)' 분비량이 증가해 허기진 상태를 유발하기 때문이라고 합니다. '그렐린'은 위장과 췌장에서 분비되는 호르몬으로, 배고픔을 느끼게

해 뭔가 먹고 싶다는 생각이 들게 하는 식욕 촉진 호르몬입니다. 따라서 이 호르몬이 많이 분비되면 뇌에 작용해 "주인님, 배가 고프니까 빨리 드세요!"라는 엉뚱한 신호를 보내므로 식욕이 왕성해지는 것입니다.

한편 식욕을 억제하는 호르몬 '렙틴'은 지방세포에서 분비돼 뇌에 "지방이 너무 많으니 식욕을 억제하라!"는 메시지를 보냅니다. 그러면 뇌는 에너지로 사용하기 위해 지방을 연소시키도록 작용하지만, 식욕 촉진 호르몬 '그렐린'의 분비량이 증가하면 오히려 식욕을 억제하는 호르몬 '렙틴'은 줄어듭니다. 그 결과, 왕성한 식욕을 억제하지 못하고 과식하게 되며, 그로 인해 살이 찝니다.

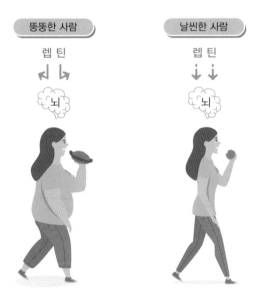

: 다이어트의 아군이자 적군인 렙틴

일반적으로는 "잠을 자지 않고 활동하고 있으면 잠을 잘 때보다 에너지 소모가 많은 것이 아닌가?" 하는 의문도 생깁니다. 그런데 사람은 보통 잠을 자고 있을 때에도 지방을 연소시키는 호르몬이 분비되므로 규칙적인 숙면이 다이어트에 효과가 있습니다.

우리가 숙면을 하는 시간대인 밤 10시부터 새벽 2시까지에는 지방을 연소시키는 성장 호르몬이 가장 왕성하게 분비되는 시간대입니다. 그리고 새벽 2시부터 아침 6시경까지는 포도당과 지방 대사활동과 관련이 있는 호르몬 '코르티솔'이 분비됩니다. 이러한 시스템으로 인해 밤 10시부터 아침 6시까지는 지방을 연소시키는 호르몬이 많이 분비되는 시간대입니다.

'코르티솔'은 원래 스트레스를 받으면 많이 분비되는 호르몬이기 때문에 '스트레스성 호르몬'이라는 별명도 있지만 우리가 숙면을 할 때 포도당과 지방을 연소시키는 유익한 역할을 하며, 새벽에 더 많이 분비돼 기분 좋게 잠자리에서 일어나 활동하도록 도와주는 역할도 합니다.

따라서 수면 부족은 지방 연소 호르몬인 '코르티솔'의 분비를 방해하고, 식욕 촉진 호르몬인 '그렐린'을 대량으로 분비되게 하는 역할을 합니다. 또한 수면이 부족하면 장 속에 사는 세균 집단에도 불균형이 생겨 비만세균이 증가하므로 체중이 늘어납니다. 그러므로 다이어트를 위해서는 규칙적으로 잠자리에 드는 생활이 무엇보다 중요합니다.

7 ___ 스트레스를 받으면 살이 찐다

사람은 스트레스를 받아 초조해지거나 부정적인 생각을 하면 배가 고프지 않아도 자꾸 뭔가 먹고 싶어 합니다. 뇌는 스트레스를 받으면 이러한 상황에서 벗어나려고 하는데, 이때 가장 좋은 방법은 달콤한 음식을 섭취하는 것입니다. "달콤한 것을 먹으면 살이 찌니까 참아야지!" 하면서도 자신도 모르게 손에는 이미 달콤한 초콜릿이나 사탕을 쥔 경험이 누구나 있을 겁니다.

달콤한 음식에 포함된 단순 탄수화물인 설탕은 입으로 들어오자마자 흡수돼 혈액순환에 의해 뇌로 직행합니다. 그렇게 되면 뇌는 "아, 맛있다!" 하고 느끼면서 "더 드세요! 더 드세요!" 하고 재촉하므로 손은 계속 달콤한 음식을 입으로 가져가는 것입니다. 이처럼 뇌가 시키는 대로 달콤한 과자를 계속 섭취하면 장 속에서는 설탕을 좋아하는 비만세균이 증가하고, 유익한 역할을 하는 세균의 개체수는 줄어듭니다.

과자를 즐기는 사람이 반드시 알아야 할 사실은 과자에는 화학조미료가 포함돼 있다는 것입니다. 화학조미료는 단백질보다 단순 탄수화물에 대한 욕구를 향상시키는 작용을 하고, 포만감을 느끼게 하는 호르몬 '렙틴'을 감소시켜 과식하도록 유도하는 작용도 합니다. 그래서 과자를 입에 대면 순식간에 한 봉지를 먹어치우고 또 먹게 됩니다. 어떤 식품회사에서 과자에 화학조미료를 기존의 2.5배로 증가시켰더니 판매량이 급증했다는 보고도 있습니다. 판매량이 늘어나는 것을 싫어할 회사가 과연 있을까요?

일본의 한 동물원에서 원숭이에게 두 가지 음식, 즉 천연식품과 조미료가 포함된 음식을 주면서 어떤 반응을 나타내는지 실험했습니다. 먼저 배가 고픈 원숭이에게 생고구마 400그램을 주자 100그램 정도만 먹고 그 이상 먹지 않았습니다. 다음 날에는 찐고구마에 버터와 꿀을 발라줬더니, 조금도 남기지 않고 400그램을 몽땅 먹어치웠습니다. 천연식품을 먹을 때는 만복중추가 제대로 작동해 과식하지 않도록 조절하지만, 조미료가 첨가된 식품에는 뇌가 "배가 불러도 좋으니 계속 먹어라!"는 신호를 보낸다고 합니다.

우리 인체는 장 속에서 유익한 역할을 하는 세균이 많아야, 비타민 B군, 체중을 감소시키는 호르몬, 소화와 흡수를 돕는 효소, 대장의 꿈틀운동을 돕는 에너지를 충분히 만들어낼 수 있습니다. 이와 반대의 역할을 하는 비만세균이 증가하면 섭취하는 음식의 영양소를 모조리 흡수해 지방으로 전환시켜 지방세포에 저장합니다. 이러한 사실을 모르는 사람들은 "음식을 조금만 먹어도 살이 찐다!"고 볼멘소리를 합니다.

살이 찌지 않은 사람이라도 달콤한 설탕이 든 음식을 많이 먹으면 여러 가지 부작용이 나타나는데, 그중 하나가 변비로 인해 피부가 거칠어지거나 축 처지고 여드름 같은 것이 생깁니다. 여성들의 피부 미용에 이보다 더 해로운 식품이 과연 있을까요?

우리 몸속에 비만세균과 같은 유해균이 많은지는 대변의 양, 색깔, 형태, 냄새로 확인할 수 있습니다. 대변 색깔이 검고 변비가 자주 발생하며, 양이 적고 형태가 딱딱하며 냄새가 지독하다면 유해한 세균이 많은 것이니 비만세균에 유의해야 합니다.

8 ___ 밤늦은 야식이 비만율을 20배로 높인다

밤 10시부터 새벽 2시까지는 '신데렐라 타임'이라는 별명이 있는데, 이 시간대에 숙면을 하면 체지방 감소와 각종 세포의 수리와 복구에 필요한 성장 호르몬이 왕성하게 분비됩니다. 그런데 이러한 호르몬 분비를 방해하는 것이 밤늦게 하는 식사입니다.

우리 입을 통해 들어온 음식이 위장에서 대충 소화되려면 대개 탄수화물+채소 위주의 식사는 2~4시간, 채소+동물성 식품은 4~6시간, 탄수화물+동물성 식품은 6~8시간이 걸립니다. 밤 10시에 잠자리에 들기 위해서는 몇 시에 식사가 끝나야 제대로 소화되는지 알 수 있습니다.

우리 주변에서 습관적으로 밤늦게 식사하는 사람을 보면 한결같이 비만으로 고민하는데, 잠자리에 들기 직전의 식사나 야식은 뚱뚱보가 되는 지름길입니다. 밤늦게 탄수화물 위주의 식사를 하면 혈당이 급격히 올라가기 때문에 이를 낮추기 위해 인슐린이 췌장에서 분비돼 포도당을 소모시키려고 합니다. 하지만 잠을 자는 동안에는 활동 에너지로 포도당을 대부분 소모할 수 없기 때문에 혈액 속에 과잉으로 넘쳐나는 포도당은 모두 지방으로 전환돼 지방세포에 저장됩니다.

인체의 뇌와 간에는 몸속의 시계(생체 리듬)를 조절해 지방이 축적되도록 촉진하는 '비말원(BMAL-1)'이라는 단백질이 존재하는데, 이 단백질은 오후 3시부터 서서히 분비되기 시작하다가 밤 10시부터 새벽 2시 사이에 가장 많이 분비됩니다. 가장 적게 분비되는 오후 3시보다 20배나 많은 양이 분비됩니다. 따라서 밤늦게 하는 식사는 오후 3시에 먹는 간식보다 20배나 더 많은 지방을 축적하게 만든다는 것을 반드시 명심해야 합니다.

따라서 체지방을 줄이는 데 가장 효과적인 방법 중 하나는 오후 3시 이후에는 모든 탄수화물 계통의 음식을 섭취하지 않고, 많이 먹을수록 체지방을 줄여주는 과일이나 샐러드를 먹는 것입니다.

어떤 사람은 "밤에 배가 고프면 잠이 오지 않는다"고 호소하는 사람도 있습니다. 잠자기 직전에는 생강차나 허브차에 생꿀을 타서 마시거나 신선한 채소나 과일 주스를 직접 만들어 마시는 것이 좋습니다. 잠자리에 드는 데 2~3시간 정도 여유가 있을 경우, 소화시간이 매우 짧아 소화불량이 발생하지 않는 과일을 먹으면 쉽게 잠이 들며 아침까지 잠을 푹 잘 수 있습니다. 과일과 채소는 많이 먹을수록 체중이 줄어들게 하는 식품이므로 안심하고 먹어도 됩니다. 먹는 데서 즐거움을 찾으려고 음식을 가리지 않고 섭취한다면 하는 수 없지만, 날씬한 몸매와 건강을 생각한다면 하루빨리 식생활을 개선해야 합니다.

9 체지방 감소
호르몬
따로 있다

착한 호르몬, 아디포넥틴

날씬한 사람의 지방세포에서 분비되는 착한 역할의 물질에는 여러
종류가 있지만, 이 책에서는 아디포넥틴(Adiponectin), 렙틴(Leptin),
인크레틴(Incretin)만 설명하겠습니다. 비대한 사람이 체중을 5퍼센트
만 떨어뜨려도 분비되기 시작하는 '아디포넥틴'의 대표적인 별명은
'슈퍼 영웅 호르몬'입니다. 왜 이러한 별명으로 불리는지는 다음 역
할을 보면 알 수 있습니다.

《 지방을 잘 연소시켜 비만을 예방한다.
《 혈관을 확장해 고혈압 예방과 치유를 돕는다.

≪악성 종양의 증식을 방해해 암 예방 역할을 한다.

≪인슐린이 잘 분비되도록 해 당뇨병 예방과 치유를 돕는다.

≪상처 난 혈관을 수리ㆍ복구해 동맥경화 예방과 치유를 돕는다.

≪장수 유전자 활성화 및 세포 속 발전소인 미토콘드리아의 기능을 향상

　시켜 장수하는 데 도움을 준다.

이처럼 다양한 역할을 하는 호르몬은 여성이 남성보다 약 1.5배나 분비율이 높아 다이어트를 하고자 하는 여성들에게 매우 반가운 소식임이 틀림없습니다.

아디포넥딘은 특히 당뇨병과 밀접한 관련이 있는 인슐린 수용체 (受容體, receptor)의 감수성을 높여 당뇨병 예방과 치유를 개선하는 데 한몫합니다. 이처럼 좋은 역할만 하는 '착한 호르몬'에 대한 연구가 전 세계적으로 진행되고 있는데, 미국의 하버드대학교와 매사추세츠 공과대학, 일본의 오사카대학교와 쇼와대학교, 그리고 다른 나라의 연구기관에서도 독자적으로 연구한 결과를 잇달아 발표했습니다.

일본 게이오대학교 연구팀도 100세 이상의 여성 66명과 체질량 지수(비만도)가 동일한 젊은 여성 66명의 '아디포넥틴 평균 수치'를 비교ㆍ조사해 발표했는데, 특이한 점은 100세 이상의 고령자가 젊은 여성들보다 2배나 높다는 것을 다음 도표를 통해 확인할 수 있습니다.

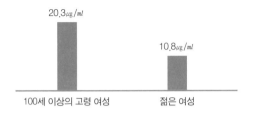

20.3μg/ml

10.8μg/ml

100세 이상의 고령 여성   젊은 여성

아디포넥틴 평균 수치

또한 일본 도쿄대학교 '기타야먀 죠지' 교수 연구팀이 위암이 발생한 쥐에게 아디포넥틴을 투여했더니 악성 종양의 90퍼센트가 사라졌다고 발표해, 아디포넥틴이 각종 암을 예방하는 데 부작용이 전혀 없는 천연 항암제 역할을 한다는 점을 밝혔습니다.

이처럼 착한 역할만 하는 호르몬인 아디포넥틴이 감소하면 '혈중 인슐린 저항성'이 높아지고, 이로 인해 '복부비만'과 '동맥경화'가 발생해 결국, '대사증후군'으로 진행한다는 통계가 있습니다. 그러므로 이러한 물질이 잘 분비되게 하는 데는 무엇보다 현미, 잡곡 위주의 식사와 채소 · 해조류 · 등푸른생선 중심의 반찬이 중요하므로 음식물의 선택에 신경써야합니다.

● 아디포넥틴을 증가시키려면

각 연구기관의 발표 내용을 검토해보면, 복부비만을 해결하지 않는 한 당뇨병의 예방과 치유는 불가능하다는 점을 알 수 있습니다. 복부비만과 당뇨병은 떼려야 뗄 수 없는 관계입니다. 따라서 당뇨병으로 진행되지 않도록 가장 먼저 해야 할 일은 단순 탄수화물 섭취를 제한해 복부비만을 줄이는 것입니다. 그러면 착한 호르몬인 아디포넥틴이 많이 분비됩니다.

2011년 미국 신시내티대학교 연구팀이 발표한 내용에 따르면, 체질량지수가 30 이상인 여성 81명을 '단순 탄수화물 제한 그룹'과 '지방 제한 그룹' 두 그룹으로 나눠 6개월 후에 '내장지방량'과 '아디포넥틴 농도'를 측정했습니다. 그 결과, '단순 탄수화물 제한 그룹'에서 체중과 내장지방량이 현저하게 줄었으며, '아디포넥틴 수치 향상'에도 뚜렷한 변화가 나타났습니다.

'지방 제한 그룹'의 혈중 아디쏘넥틴 수치는 0.86마이크로그램이지만, '탄수화물 제한 그룹'의 수치는 1.92마이크로그램으로 2.2배나 높았습니다. 이 연구를 통해 밝혀진 것은 단순 탄수화물을 제한하는 것이 아디포넥틴 수치를 높이는 효과적인 방법이라는 것입니다. 아디포넥틴 수치가 높아지면 인슐린 수용체의 기능이 향상되므로 비만과 당뇨병 예방 및 치유에 큰 도움이 됩니다.

그다음으로는 항산화물질 '오스모틴(Osmotin)'이 많이 함유된 식물성 식품을 섭취하는 것인데, 오스모틴이 많이 함유된 채소류는 감자·토마토·피망, 과일류로는 사과·키위·포도와 같은 식이섬유가 많은 식품입니다. 오스모틴은 식물성 식품의 껍질에 많이 존재하므로 껍질 채 섭취하면 아디포넥틴을 증가시키는 효과와 더불어 뇌 신경세포의 퇴화를 억제해 치매 예방 효과가 있습니다.

또한 마그네슘을 비롯한 미네랄이 풍부한 식품을 많이 섭취한 사람은 아디포넥틴 수치가 높다는 것도 밝혀졌습니다. '당뇨병 예방과 치유＝미네랄'이라는 공식이 있듯이, 마그네슘을 비롯한 각종 미네랄이 인슐린의 기능을 향상시키는 것으로 널리 알려져 있습니다.

또한 2013년 10월 영국의 과학잡지 〈네이처〉 인터넷판에는 일본 도쿄대학교 '가도와키 다카시' 교수팀이 아디포넥틴과 유사한 역할을 하는 호르몬 '아디포론(Adiporon)'을 발견해 쥐를 이용한 실험 결과가 게재돼 있는데, 특히 비만과 제2형 당뇨병 그룹의 쥐에게 고지방 음식을 계속 공급했더니 120일 후에 약 70퍼센트가 죽었지만, 매일 1회 '아디포론'을 투여한 그룹의 사망률은 약 30퍼센트에 불과했다는 내용이 있습니다.

식욕을 억제하는 물질, 렙틴

백색 지방세포에서 분비되는 '렙틴'은 뇌에 작용해 식욕을 억제하는 물질로 알려져 있는데, 과식을 하지 않도록 도와주는 유익한 물질입니다. 렙틴 호르몬의 특이한 점은 체중이 증가할수록 많이 분비되는데, 뇌가 재빨리 포만감을 느껴 식욕을 억제하고 과식을 예방하는 역할을 합니다.

지방세포에서 분비된 렙틴은 혈액순환에 의해 뇌의 시상하부(視床

下部)에 메시지를 전달하기 위해 달려갑니다. 목적지에 도착한 렙틴이 혈관 밖으로 나와 메시지를 전달하려고 할 때 비만인의 혈액 속에 과잉으로 떠돌고 있는 지방이 렙틴의 역할을 방해하는 것으로 알려져 있습니다. 그러므로 아무리 많은 렙틴이 분비돼도 뇌로 메시지를 제대로 전달하지 못하기 때문에 비만인의 뇌에서는 렙틴에 대한 반응이 둔해져 포만감을 느끼지 못한다고 합니다.

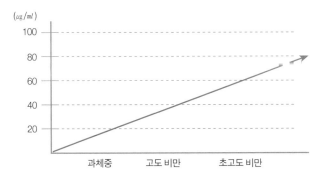

비만일수록 많이 분비되는 렙틴

그 결과, 식욕이 억제되지 않아서 몸에 해로운 줄 알면서도 밥 한 그릇으로는 만족하지 못하고 끊임없이 많이 먹게 돼 과식을 하는 악순환에 빠지고 맙니다. 40대 이후인데도 식사 때마다 다른 사람보다 식사량이 많다는 것을 감지했다면 하루빨리 비만세포의 개체수를 줄이도록 노력해야 합니다.

소장에서 분비되는 호르몬, 인크레틴

탄수화물을 섭취하면 췌장에서 '인슐린'이라는 호르몬이 분비돼 혈당 수치를 낮추는 역할을 하는데, 췌장이 더욱 왕성하게 인슐린을 분비하도록 촉진하는 호르몬이 바로 '인크레틴(Incretin)'입니다. 이 호르몬은 소장에서 분비되는 것으로, 혈당이 올라갈 때만 인슐린 분비를 촉진하고 혈당이 낮아지면 작용이 멈추는 특징이 있기 때문에 저혈당이 생기지 않는다는 것입니다. 그렇게 되려면 소장이 건강하고 튼튼하게 유지되는 것이 무엇보다 중요합니다.

'인크레틴'은 '슬림(slim, 날씬한) 호르몬'이라고도 하는데, 그 이유는 인크레틴이 많이 분비될수록 살이 찌지 않는다는 것입니다. 이 호르몬이 많이 분비되도록 촉진하는 것이 요구르트에 생기는 '유청(乳淸, whey)'입니다. 식물성 요구르트를 여러 날 냉장고에 두면 맑은 물이 생기는데, 이것이 바로 '유청'입니다. 많은 사람은 요구르트에 생기는 유청이 "왠지 기분이 찜찜해 버린다"고 하는데, 유청에는 요구르트의 지방분이 포함돼 있지 않고 단백질이 풍부합니다. 유청을 버리지 말고 요구르트와 함께 먹으면 인크레틴의 분비를 촉진하므로 비만인에게는 참으로 고마운 물질입니다. 그러나 여기서 유의해야 할 점은 우유로 만든 동물성 요구르트는 추천하지 않습니다.

우리가 먹은 음식이 위장에서 대충 소화된 후 십이지장을 통과해 소장으로 옮겨지면 그곳에서 포도당이 낱개의 진주알처럼 분해돼 흡수됩니다. 유청 덕분에 인크레틴이 많이 분비되면 음식물이 위장에서 소장으로 옮겨지는 시간이 더뎌지고, 포도당이 소장에서도 신속하게 흡수되지 않도록 억제하는 역할을 합니다. 이처럼 음식물의 소화와 흡수가 더뎌지므로 인체는 포도당 대신 지방을 분해해 에너지원으로 활용하기 때문에 날씬해지는 것입니다.

유청은 이러한 역할 외에도 소장에서 소화기 계통의 호르몬 '세크레틴(Secretin)'과 '콜레시스토키닌(Cholecystokinin)'이 많이 생성되도록 도와줍니다. 입으로 들어온 음식이 위장에서 강력한 산에 의해 산성물질(pH 1.5~2)로 바뀌어 십이지장을 통과해 소장으로 옮겨질 때, 산성이 그대로 유지되면 십이지장과 소장이 녹아버립니다. 이렇게 되지 않도록 중화시키는 물질이 바로 '세크레틴'입니다.

그리고 '콜레시스토키닌'은 인크레틴처럼 위장의 음식물이 십이지장으로 천천히 이동하도록 조절함과 동시에 췌장과 쓸개에서 소화효소가 많이 분비되도록 해주는 역할을 합니다.

그러면 유청이 많이 포함된 요구르트는 언제 먹는 것이 가장 좋을까요? 많은 사람은 식사 후에 요구르트를 먹곤 하는데, 오히려 포도당이 흡수되기 전인 공복에 미리 먹어두는 것이 가장 좋습니다. 유청의 맛은 약간 시큼하므로 올리고당이 많은 생꿀을 타서 먹는 것을 추천합니다.

10 _ 다이어트에 성공하려면?

패스트푸드와 가공식품을 멀리하라

날씬한 몸매와 건강을 원할 경우 가장 먼저 피해야 할 음식은 '패스트푸드(fast food, 즉석식품)'입니다. 패스트푸드는 주문하면 '곧바로 빨리 나오는 음식'을 의미하는 말입니다. 한 영양학자는 이 즉석식품에 대해 이렇게 평가했습니다. "패스트푸드란, '패스트(fast, 빨리)'라는 말처럼 '무덤으로 빨리 가고 싶은 사람이 먹는 식품'이다. 패스트푸드는 비타민과 미네랄이 대부분 제거된 고지방·고단백질·고콜레스테롤 식품이기 때문에 먹을수록 몸에 독이 쌓여 비만이 되며 우리의 수명을 줄인다"고 했습니다.

그리고 식품공장에서 생산한 가공식품은 화학조미료·방부제·

착색료 · 감미료 · 향미료를 비롯한 각종 화학물질이 첨가된 산성 식품입니다. 이는 과거 선조들이 한 번도 먹어보지 못했던 이물질들로, 인체가 받아들이기에 벅찬 것들입니다. 이들이 몸속으로 들어오면 신체는 민감하게 반응하며 몸 밖으로 추방하기 위해 에너지를 낭비하게 됩니다. 그뿐만 아니라 미처 배출되지 못한 화학물질과 중금속(수은, 카드뮴, 납, 비소) 같은 이물질들은 저장 창고 역할을 하는 지방세포로 옮겨져 축적됩니다. 이로 인해 아무 이유도 없이 피곤하거나, 기분이 우울해지거나, 폭력적으로 된다는 보고가 있습니다.

패스트푸드와 가공식품을 멀리해야 할 또 다른 이유는 다음과 같습니다.

첫째, 식품 가격은 경쟁 업체보다 값이 싸야 박리다매할 수 있기 때문에 적은 비용으로 대량 생산이 가능한 유전자조작식품(콩, 밀, 감자)을 사용할 수밖에 없습니다. 유전자조작으로 생산한 '밀'에는 '글루텐'이 40배나 더 많으며, '감자'는 해충이 갉아먹자마자 죽어버리도록 유전자가 조작돼 있다는 증거는 참으로 많습니다. 또한 최근 일부 나라에서는 공장식 농장에서 화학비료를 직접 물에 녹여 온실에서 다량으로 재배한 수경재배(水耕栽培) 채소도 매우 싼값에 팔리고 있다고 합니다. 이러한 농법이 머지않아 국내에도 도입되지 않을까 염려됩니다. 그리고 일부 식품회사의 햄버거에 사용하는 고기는 우유가 제대로 생산이 되지 않아 폐기처분 대상이 된 젖소를 사용한다는 보고도 있습니다.

둘째, 달콤하고 자극적인 맛으로 소비자의 입맛을 사로잡아야 합니다. 신체는 스트레스를 받거나 피곤하면 으레 달콤하고 자극적인 맛을 찾기 때문에 식품업체는 설탕보다 180~200배나 달콤한 인공 감미료인 '아스파탐'과 7,000~13,000배나 더 달콤한 '네오탐'을 사용하고 있습니다. 이러한 인공 감미료는 발암 가능성이 있다는 이유로 미국식품의약국(FDA)으로부터 우여곡절 끝에 승인이 났는데, '아스파탐'은 1965년에 우연히 발견돼 1983년에 승인되는 데 18년, '네오탐'은 1990년에 발견돼 2002년에 승인되는 데 12년이나 걸렸습니다. 이렇게 오랜 시간이 흐른 후 우여곡절 끝에 승인됐다는 것은 그만큼 인체에 나쁜 영향을 미치고 있다는 증거이므로 다이어트를 위해서는 반드시 피해야 합니다.

1990년 후반 미국에서는 여러 연구팀에 의해 "아스파탐이 뇌종양을 일으킬 가능성이 있다"면서 신생아가 섭취해서는 안 되는 것으로 분류됐습니다. 2005년 이탈리아의 쥐를 이용한 실험에서는 백혈병과 림프종이 발생했는데, 아스파탐 투여량이 많을수록 발생률도 높다는 결과가 나왔습니다.

인공 감미료와 화학조미료의 또 다른 특징은 뇌에서 호르몬 세로토닌의 분비를 억제하기 때문에 식사 때 포만감을 느끼지 못하게 차단해버려 과식을 하게 만든다는 것입니다. 더욱이 세로토닌 분비가 줄어들면 우울증이 발생한다는 논문도 많습니다.

셋째, 유통기한을 늘리기 위해 방부제 등의 화학첨가물을 사용합니다. 가정에서 조리한 식품은 하루만 지나도 부패해 먹을 수 없는 경우가 종종 있습니다. 하지만 식품공장에서 생산한 일부 식품들은 방부제 때문에 슈퍼마켓에 수개월 동안 진열돼 있어도 조금도 변질되지 않습니다. 식품의 방부제로 사용하는 '소르빈산칼륨'은 동물 세포의 염색체를 절단하거나 세균 유전자의 기능을 방해한다는 실험 결과는 수없이 많습니다. 가공식품에는 이러한 화학첨가물이 첨가돼 있는데도, 일부 부모는 사랑하는 어린 자녀에게 태연하게 조리해줍니다. 그러한 부모를 볼 때마다 참으로 안타까운 생각이 듭니다.

화학물질의 사용을 정부로부터 허가받을 때는 별도의 심사를 받습니다. 이러한 물질이 혼합된 식품을 섭취했을 때 어떤 부작용이 있는지를 종합해 검사하는 나라는 이 지구상 어디에도 없습니다. 과학은 발달할수록 편리하지만, 이를 사람의 먹거리에 적용하면 부작용이 더 많다는 것이 입증되고 있습니다.

그러므로 다이어트에 성공하려면 우리 몸에 적합하지 않은 음식, 즉 식품공장에서 생산한 가공식품을 냉장고와 찬장에서 꺼내 쓰레기통에 넣는 일부터 시작해야 합니다. 그러면 다음 날부터 체중 감소 효과가 나타나기 시작해서 날마다 체중계로 올라가고 싶은 마음이 생깁니다. 절대로 후회하지 않을 결단입니다.

산성 식품을 멀리하라

쇠로 된 식칼에 소금물이 묻으면 금방 녹슬어버리듯 신체에 적합하지 않은 산성 식품을 섭취하면 노화 속도가 빨라져 쉽게 질병에 걸립니다. 우리 인체의 체액(혈액, 림프액, 뇌척수액, 조직액)은 모두 수소이온농도(pH)가 7.35~7.45인 약한 알칼리성을 유지해야만 건강하게 살아갈 수 있도록 설계돼 있습니다. 체액의 수소이온농도 허용 수치가 겨우 0.10밖에 되지 않는 매우 좁은 범위이기 때문에 잘못된 음식, 즉 산성 식품을 지속적으로 섭취하면 당연히 산성 쪽으로 기울어져 빨리 녹슬기 마련입니다.

주유소에서 자동차에 기름을 넣을 때 제대로 확인하면 엉뚱한 기름을 넣지 않습니다. 그러나 확인하지 않고 엉뚱한 기름을 넣으면 금방 고장 나 자동차 정비소로 견인되는 상황이 발생합니다. 이와 마찬가지로 몸에 적합한 음식인지 아닌지 제대로 확인하고 섭취해야 하는데, 이제까지 남들이 하는 것처럼 확인을 하지 않고 섭취했기 때문에 평균 수명 80세의 절반에도 미치지 못하는 40세 이전에 질병으로 신음하는 사람이 많은 것입니다.

우리가 섭취하는 식품에는 신체에 플러스 작용을 하는 알칼리성 식품과 마이너스 작용을 하는 산성 식품이 있다는 것을 알고 있어야 날씬한 몸매와 건강을 유지할 수 있습니다. 그러면 어떻게 알칼리성 식품과 산성 식품을 구별할 수 있을까요? 21세기 최첨단 홀리스틱 영양학에서는 "섭취한 식품이 몸속에서 연소됐을 때 남아 있는 미네랄(염소, 유황, 인)의 종류에 따라 분류된다"는 결과를 바탕으로 다음과 같이 분류하고 있습니다.

● 산성 식품

산성 식품은 식품공장의 가공 과정에서 대부분의 비타민과 미네랄이 제거되거나 화학물질 또는 인공 감미료가 첨가된 가공식품은 물론, 천연식품 중에서도 동물성 식품과 일부 과일 및 견과류가 포함되는 식품입니다. 대표적인 산성 식품은 다음과 같습니다.

《 설탕

《 백미

《 밀, 밀가루

《 정제한 귀리(오트밀)

《 달걀

《 가공한 유제품

《 모든 육류와 생선

《 딸기

《 석류

《 크렌베리

《 땅콩

≪ 캐슈너트(견과류)

≪ 피칸너트(견과류)

≪ 고온에서 정제한 식용유

≪ 화학물질이 첨가된 가공식품

≪ 섭씨 120도 이상에서 생산한 가공식품

위의 산성 식품 중에서 특히 유의해야 할 것은 동물성 식품입니다. 동물성 단백질인 고기를 과다 섭취하면 몸에 해롭다는 것은 의학적으로도 밝혀졌는데, 그 이유는 단백질이 아미노산으로 분해되는 과정에서 대량의 '요산'이 발생하기 때문입니다. '요산(尿酸, Uric acid)'은 글자 그대로 소변(尿)에 산(酸)이 포함된 '흰색의 결정'입니다.

단백질은 주로 탄소·질소·수소·산소로 이뤄져 있는데, 이를 사람이 섭취하면 질소의 최종 형태는 암모니아가 됩니다. 하지만 동물성 식품의 암모니아는 독성이 강해 독성이 약한 요소(尿素)나 요산 등으로 전환해 배출합니다. 청결하지 않은 화장실에서 나는 코를 움켜쥐게 하는 냄새가 바로 암모니아입니다.

인간과 같은 포유류는 암모니아를 간에서 요소와 요산으로 전환해 배출하고 있지만, 배출되는 양은 흡수한 양의 5분의 1~10분의 1 정도밖에 되지 않으며 나머지는 몸속의 근육에 쌓여 다양한 질병을 일으킵니다. 이를 구체적으로 설명하면 다음과 같습니다.

암모니아로 인해 생긴 요산이 즉시 배출되면 문제가 발생하지 않지만, 소화기관으로 들어온 고기가 소화돼 배출되는 데는 오랜 시간이 걸리기 때문에 이때 발생하는 요산은 몸속으로 흡수돼 근육에 계속 쌓이게 됩니다. 이를 중화시켜주는 비타민, 미네랄, 항산화물질이 풍부한 알칼리성 계통의 식품을 섭취하면 폐해가 없지만, 알칼리성 식품 섭취 부족으로 요산이 포화 상태가 되면 통풍, 류머티즘 관절염, 좌골신경통, 신장염, 간질환 등을 일으킵니다.

또한 식품공장에서 생산한 가공식품 대부분은 산성이므로 이러한 식품 위주로 식생활을 하면 신체는 약한 알칼리성을 유지하기 위해 산성을 중화시키는 미네랄인 칼슘과 마그네슘이 다량으로 소모돼 골다공증으로 발전합니다.

실제로 저의 지인 중 몇 사람은 단 하루라도 고기반찬이 없으면 반찬투정을 하곤 했는데, 한 사람은 27세 때 얼음판에 넘어져 엉덩이뼈가 산산이 부서져 평생 고생하고 있습니다. 또 한 사람은 40대에 축구를 하다 상대방과 무릎을 부딪쳐 접시 모양의 슬개골(膝蓋骨)이 가루가 돼 지금도 후유증으로 고생하고 있습니다. 산성 식품 위주의 식생활에 관한 폐해에 대해 언급하자면 백과사전만큼 두꺼운 책으로도 부족합니다.

● 알칼리성 식품

알칼리성 식품이란, 대부분 정제하지 않은 천연 상태의 식품, 갓 싹이 튼 식품과 채소와 과일 등으로, 섬유질, 비타민, 미네랄, 항산화 물질이 풍부한 식품을 말합니다.

≪ 모든 채소

≪ 대부분의 과일

≪ 메밀

≪ 잡곡(수수, 좁쌀)

≪ 콩(발아된 것)

≪ 발아된 씨앗(발아현미)

≪ 생들기름, 엑스트라 버진 올리브기름

위와 같은 식품들은 우리 신체에 각종 비타민과 미네랄 및 항산화 물질을 공급해 산성 쪽으로 기울어지는 신체를 약한 알칼리성으로 유지해 항상 활기 넘치게 하는 역할을 합니다. 100세 전후까지 무병 장수하는 사람들이 주로 섭취하는 식품입니다. 특히 과일과 채소를 날것으로 섭취하면 '보약 중의 보약'이 됩니다. 저의 모친은 그 흔한 질병과 치매 없이 96세까지 생존하다 사망했는데, 식단은 주로 채소 반찬과 약간의 생선 위주였습니다.

● **중성 식품**

중성 식품이란, 가공하지 않은 상태에서 또는 가공한 것이라도 비 타민과 미네랄이 비교적 균형 있게 존재해 인체에 해를 끼치지 않는 식품을 말하는데, 대표적인 예는 다음과 같습니다.

《 생꿀

《 현미

《 두부

《 아몬드

《 콩 종류

《 해바라기씨

《 브라질너트(견과류)

《 정제하지 않은 식용유

꿀에도 '생꿀'과 수확한 후 가공한 '농축꿀'이 있는데, 가능하면 전혀 가공하지 않아 비타민과 효소가 살아 있는 생꿀을 먹는 것이 좋습니다. 농축꿀은 생산량을 늘리기 위해 수분이 마르기 전, 즉 숙성되기 전에 채취한 후 장시간 열을 가해 수분을 증발시켰기 때문에 비타민과 효소가 죽은 꿀이라고 할 수 있습니다.

중성 식품에 속하는 현미도 24시간 이상 생수에 불려 싹이 트면 알칼리성 식품으로 바뀝니다. 그리고 아몬드, 브라질너트, 해바라기씨와 같은 견과류는 반드시 불에 익혀 섭취해야 독성이 사라집니다. 최신 영양학에 관한 지식이 부족한 일부 사람들이 "포도씨, 수박씨, 호박씨와 같은 씨앗 종류는 몸에 좋으니 분쇄기로 갈아 그대로 먹어도 된다"고 주장하지만, 이는 매우 위험한 행위이므로 그들의 말에 휘둘려 날것을 먹으면 안 됩니다.

신선한 식물성 식품 위주로 생활한 덕분에 100세까지 생존한 '노먼 워커' 박사는 그의 저서 《순수하고 단순한 자연 체중 조절(Pure & Simple Natural Weight Control)》(1981년 출판)에서 "5~10년 이상 채소와 과일 위주 또는 신선한 주스를 즐겨 마시며 생활한 사람 중 질병으로 고생한 사람은 단 한 명도 발견하지 못했다"고 했습니다.

가능하면 날것을 섭취하라

날씬한 몸매를 원하는 사람이 "어떻게 하면 체중을 가장 빨리 줄일 수 있을까요?"하고 질문하면 저는 서슴없이 "가능하면 음식을 날것으로 조리해 드십시오!"라고 권합니다. 왜냐하면 날것은 칼로리를 계산하지 않고 섭취해도 살이 찌지 않는 특징이 있기 때문입니다. 하지만 대부분 사람은 이해가 가지 않는다는 듯이 고개를 갸우뚱하면서 "음식을 불에 익혀 먹어도 날씬한 사람이 많지 않습니까? 오히려 칼로리를 줄여야 하는 것이 아닌가요?"라고 반문하기도 합니다. 사실 이 말에도 일리가 있습니다.

대부분의 동물에는 '장수 유전자(長壽遺傳子, Sirtuin)'라는 것이 있습니다. 이 유전자는 2000년 미국 매사추세츠공과대학교의 '레오나

르드 과렌트' 박사가 발견했는데, 사실은 1935년 미국 코넬대학교의 '클라이드 맥케이' 박사가 쥐 실험을 통해 칼로리를 적게 섭취할수록 수명이 연장된다는 내용이 계기가 됐습니다.

그 이론을 뒷받침하는 증거로, 2009년 미국 위스콘신국립영장류 연구소(Wisconsin National Primate Research Center)는 "칼로리 제한이 원숭이의 수명 연장에 효과가 있었다"고 발표했습니다. 이 내용을 간단하게 정리하면 76마리의 원숭이를 38마리씩 두 그룹으로 나눠 1989년부터 A그룹에는 평균 섭취량의 사료, B그룹에는 30퍼센트를 줄인 사료를 제공하면서 암을 비롯한 당뇨병 등에 관한 노화 상태를 20년 동안 관찰했는데, 이때의 그것은 가공식품을 공급하는 것이었습니다.

그 결과, 칼로리 섭취를 제한하지 않은 A그룹에서는 피부에 주름이 많고, 털이 많이 빠졌으며 비만으로 인해 행동도 둔해져 마치 사람과 동일한 노화 현상이 나타났습니다. 이와 반대로 칼로리 섭취를 제한한 B그룹에서는 외모부터 크게 달랐는데, 얼굴과 털에 윤기가 나고, 피부가 축 처지면서 생기는 주름도 거의 없이 우리 안을 활발하게 돌아다녔습니다.

눈에 보이는 외모뿐 아니라 보이지 않는 뇌에도 차이점이 나타났습니다. 칼로리를 제한하지 않은 A그룹의 뇌에서는 뇌세포가 많이 죽어 간극이 많았지만, 칼로리를 제한한 B그룹의 뇌에서는 뇌세포가 그다지 죽지 않아, 뇌도 젊음을 유지하고 있었습니다. 연구를 시작한 지 20년이 지난 시점에서, 칼로리를 제한하지 않은 A그룹의 생존율은 50퍼센트에 불과했지만 칼로리를 제한한 B그룹은 80퍼센트였으며, 무엇보다 암을 비롯한 심혈관질환이 거의 나타나지 않았습니다.

그런데 전혀 가공하지 않은 천연식품은 칼로리를 제한하지 않고 섭취해도 비만이 되지 않는다는 보고가 있습니다. 2012년 〈네이처〉에 발표된 미국 국립노화연구소(US National Institute on Aging)의 실험 결과는 매우 흥미롭습니다.

이 연구소에서는 다양한 연령층의 원숭이 120마리를 '칼로리를 제한한 그룹'과 '제한하지 않은 그룹'으로 나눠 25년 동안 실험했습니다. 사료는 전혀 가공하지 않은 천연식품, 생선 기름, 항산화물질 위주로 공급했습니다. 그 결과, 30퍼센트의 칼로리를 제한한 그룹과 그렇지 않은 그룹의 차이점은 체중에서만 약간 차이가 나타났을 뿐, 수명에서는 차이가 없었습니다.

위의 두 가지 사례를 종합해 판단하면 가공식품을 섭취한 원숭이들에서는 칼로리 제한이 수명 연장과 질병 예방에 효과가 있었지만, 가공하지 않은 천연식품만을 섭취한 그룹에서는 칼로리 제한과 관계없이 젊음을 유지하면서 대부분 질병 없이 장수했다는 점입니다.

결론적으로 말하면, 가공식품은 대부분의 비타민과 미네랄이 제거된 빈껍데기 식품이므로 많이 먹을수록 수명 단축과 다양한 질병을 초래하기 때문에 칼로리를 제한해야 하지만, 가공하지 않은 천연

식품은 칼로리를 제한하지 않아도 수명 단축과 비만 및 질병을 초래하지 않습니다.

탄수화물 과다 섭취를 조심하라

누구나 탄수화물은 3대 영양소 중 하나로 알고 있습니다. 하지만 제가 홀리스틱 영양학을 공부하면서 알게 된 사실은 현대인들이 필요 이상으로 탄수화물을 지나치게 많이 섭취하고 있다는 것입니다.

최근의 많은 학자는 '탄수화물이야말로 인류를 멸망으로 이끄는 식품'이라고까지 혹평하고 있습니다. 그 이유는 무엇일까요? 탄수화물 위주의 식생활에는 당뇨병을 비롯해 심장질환·혈관질환 및 정신질환에 이르기까지 수많은 문제점이 속속 드러나고 있기 때문입니다. 어떤 학자는 "탄수화물을 좋아하는 인간 세계의 질병은 5,000종류 이상, 치료약은 1만 5,000종류 이상이지만, 과일과 식이섬유를 좋아하는 침팬지와 원숭이의 질병은 불과 몇 종류밖에 없다"고 발표했습니다.

대표적인 예로는 인간과 신체 구조가 유전적으로 아주 흡사한 침팬지를 들 수 있습니다. 침팬지는 인간처럼 단순 탄수화물 위주의 식생활을 하지 않기 때문에 질병 없이 건강하게 집단생활을 하는 것으로 유명합니다. 영국에서 발행되는 세계적인 학술지 〈네이처〉 2002년

1월호에는 "인간과 침팬지의 유전자 배열의 차이점은 겨우 1.23퍼센트에 불과하다"는 내용이 수록돼 있습니다. 미국 MIT공과대학의 '도네가와 스스무' 박사도 "인간과 침팬지의 차이점은 겨우 2퍼센트로, 몸에 털이 많고 적음과 지능지수(IQ)의 높고 낮은 차이뿐이다. 특히 해부학적으로 보면 신체 구조와 소화기관에는 별다른 차이점을 발견할 수 없으며, 신체 기관의 대사기능(代謝機能) 역시 어떤 차이점도 발견할 수 없었다"고 발표했습니다.

이처럼 신체 구조가 인간과 흡사한 침팬지의 식생활을 조사해 보면 과일류가 50퍼센트, 채소류나 나뭇잎이 40퍼센트, 나무껍질이 5퍼센트, 기타 5퍼센트를 차지하고 있습니다. 특히 침팬치가 좋아하는 바나나에는 과일 중 탄수화물이 가장 많이 존재하지만 겨우 23~25퍼센트에 불과합니다. 그런데도 화가 나면 무거운 바윗돌을 집어 던지며 엄청난 힘을 자랑하는 광경을 종종 볼 수 있습니다.

사람도 신선한 채소나 과일주스를 좋아하면 치매가 예방된다는 점을 발견했기 때문에 전해드리고자 합니다. 미국의 한 대학에서 워싱턴 주에 거주하는 65세 이상의 노인 1,836명을 대상으로 7~9년에 걸쳐 역학조사를 시행한 결과, 한 컵의 생과일이나 생채소 주스를 1주일에 최소한 3회 이상 마시는 사람은 1주일에 1회 미만이나 전혀 마시지 않는 사람보다 알츠하이머 치매 발생률이 73퍼센트나 낮다는 사실이 밝혀졌다고 합니다.

해조류와 채소 및 과일에서 얻을 수 있는 '엽산(비타민 B₉)' 섭취량이 적으면 혈액 속의 호모시스틴 농도가 높아져 알츠하이머 치매에 걸릴 확률이 높아진다는 연구 보고도 있는데, 그 이유는 혈액 속의 호모시스틴 농도가 높아지면 뇌의 모세혈관장애, 뇌혈관 내피기능장애, 산화(酸化) 스트레스의 증대 등 전반적인 '뇌의 노화'가 촉진되기 때문이라고 합니다.

네덜란드에서 시행한 55세 이상의 노인 5,395명, 미국에서 시행한 65세 이상의 노인 815명을 대상으로 한 역학조사에서는 비타민 E와 C가 풍부한 채소와 과일을 많이 섭취하면 알츠하이머 치매 발생률이 낮거나 억제되지만, 인공적으로 합성 제조한 비타민 E와 C를 섭취할 경우, 알츠하이머 치매 예방 효과가 없다는 것이 밝혀졌습니다.

천연식품이 가공식품보다 훨씬 더 좋다는 점은 1985년 효소영양학을 발표한 '에드워드 하우엘' 박사가 50개 이상의 과학잡지에 실린 논문을 수집해 분석한 결과가 《건강과 장수를 위한 식품 효소(FOOD ENZYMES FOR HEALTH AND LONGEVITY)》(1994년 출판)에 수록돼 있습니다. 간단히 언급하면 야생에서 날것을 먹으며 자란 동물과 인간의 가공식품으로 사육한 동물에게 나타나는 차이점은 다양하지만, 그중 가장 특이한 점은 야생동물들의 뇌 부피가 훨씬 크고, 사육한 동물들의 뇌는 한결같이 작다는 것입니다. 뇌 부피가 크다는 것은 '정보 저장량이 많다', '매우 민첩하다'는 것을 의미하므로 자녀가 공부를 잘하길 바라는 부모라면 한 번쯤 숙고해볼 만한 내용입니다.

체지방 감소 항산화물질을 섭취하라

● 사포닌

항산화물질의 일종인 '사포닌(Saponin)'은 비만 체질을 개선하는 데 탁월한 역할을 합니다. 영양학자들이 "날씬해지고 싶으면 콩밥을 드세요!"라고 말하는 이유는 콩에 포함된 '사포닌'이 물에 녹아 우리 몸의 노폐물을 씻어내는 물질로 알려져 있기 때문입니다.

'우엉'과 '팥'에 포함된 사포닌을 지나치게 많이 섭취하면 적혈구가 파괴되지만, 콩에 포함된 사포닌은 독성이 전혀 없으므로 많이 섭취해도 됩니다.

특히 사포닌은 혈액 속의 포도당이 지방으로 바뀌어 지방세포에 쌓이는 것을 억제하는 역할을 하기 때문에 다이어트에 성공하길 원하는 사람에게는 "반드시 밥에 쥐눈이콩을 50퍼센트 이상 넣어 드세요" 하고 권합니다. 검은콩의 일종인 '쥐눈이콩'은 쥐의 눈처럼 작다는 데서 생겨난 말이지만, 약효가 뛰어나다고 해 '약콩'으로도 알려져 있습니다.

우리 가족은 평소 발아현미(40)+찹쌀현미(10)+쥐눈이콩(30)+잡곡(20)의 비율로 밥을 지어 먹고 있는데, 쥐눈이콩은 메주용 대두콩보다 맛도 구수하고 '안토시아닌'이라는 항산화물질도 풍부해 시력을 보호하는 데도 많은 도움이 됩니다. 하지만 다이어트를 위해서는 가능하면 발아현미(30)+잡곡 또는 고구마(20)+쥐눈이콩(50)의 비율로 섭취할 것을 권하고 있습니다. 제가 권고한 대로 실천해 다이어트에 실패한 사람은 거의 없습니다.

● 클로로겐산

체지방 분해에 뛰어난 효과가 있는 '클로로겐산(Chlorogenic acid)'은 다이어트를 하는 사람에게 매우 유익한 물질로 알려져 있습니다. 이와 관련된 재미있는 에피소드를 소개하겠습니다.

미국의 한 농부는 부모가 감자를 삶아 돼지에게 사료로 주는 것을 못마땅하게 여기고 있었습니다. 생감자를 사료로 주면 에너지 비용이 절감되므로 그렇게 생각하는 것도 당연합니다. 부모로부터 농장을 물려받은 아들은 평소 생각했던 대로 돼지에게 생감자를 사료로 공급했습니다. 그랬더니 좀처럼 살이 찌지 않아 시장에 출하하는 시기가 자꾸 늦어졌습니다. 생감자에는 체지방 분해효소인 '클로로겐산'이 포함돼 있다는 사실을 몰랐던 것입니다. 이러한 사실을 뒤늦게 알게 된 그는 부모가 하던 방식대로 다시 감자를 삶아 사료로 줬더니 돼지들이 훨씬 빨리 살이 쪘습니다.

우리 가족은 매일 아침 클로로겐산이 많이 포함된 햇감자(껍질 포함)에 양배추와 브로콜리를 함께 주스로 만들어 마시고 있습니다. 클로로겐산은 커피 원두에도 많이 포함돼 있지만, 특히 고구마와 감자 껍질에도 많이 포함돼 있으므로 다른 채소와 함께 주스를 만들어 마시면 체지방을 줄이는 데 많은 도움이 됩니다. '클로로겐산'은 토마토, 자두, 메밀에도 많이 포함돼 있는데, 뜨거운 열로 조리하면 90퍼센트 이상 사라져버리는 단점이 있습니다.

시중에서 판매되는 건강보조식품 중에는 '클로로겐(CHLOROGEN)'이라는 상표로 수입·판매되는 제품도 있지만, 이 제품은 유통 과정에서 곰팡이가 생기지 않도록 강력한 열을 가해 생산한 것이므로 신선한 식품보다 효과가 떨어질 수밖에 없습니다. 다이어트에 성공하기 위해서는 가공한 건강보조식품에 의존하지 않고, 신선한 천연식품을 섭취하는 것이 좋습니다.

● 포스포리파아제

과거 영양학계에서 가장 인기 없는 식품에는 '오이'도 포함돼 있었는데, 1960년대까지도 식이섬유 외에는 별다른 영양소가 없는 것으로 알려져 있었기 때문입니다. 이러한 오이가 최근 주목받기 시작한 것은 2011년 일본 후쿠시마대학교 '스기모리' 교수팀이 오이에만 존재하는 강력한 지방분해효소 '포스포리파아제(Phospholipase)'를 발견했기 때문입니다.

이 지방분해효소는 분해력이 매우 강력한 것으로 알려졌는데, 특히 혈액 속의 지방을 분해해 혈액순환이 잘되게 하는 역할을 합니다. 오이를 강판에 갈면 더욱 활성화되므로 지속적인 다이어트를 원하거나 기름진 음식을 섭취할 때 갈아서 같이 먹으면 좋습니다. 다이어트에 많은 도움이 되는 오이는 오이무침, 오이소박이, 오이냉채, 오이피클 등 이루 헤아릴 수 없을 정도로 다양하게 접할 수 있습니다. 더구나 값도 싸고 언제 어디서나 손쉽게 살 수 있으므로 적극적으로 섭취하기 바랍니다.

● 케르세틴

항산화물질의 일종인 '케르세틴(Quercetin)'은 '비타민 P'라는 별명을 가진 물질로, 혈관 내벽에 지방(콜레스테롤)이 들러붙는 것을 방지하는 능력이 탁월해, 몸속에 지방이 쌓이는 것을 방해하는 역할을 합니다. 혈액이 끈적거리는 것을 예방함으로써 혈액순환이 잘되게 하는 항산화 작용으로 노화 예방에도 도움이 됩니다.

실제로 1996년 네덜란드 연구팀은 55~69세의 남녀 12만 명을 대상으로 3년 동안 추적·조사했더니 '케르세틴'이 많이 포함된 양파를 하루에 2분의 1개 이상 먹는 사람은 전혀 먹지 않은 사람보다 위암 발생률이 50퍼센트나 감소했다고 발표했습니다. 또한 2009년 이란 연구팀은 약 6,000명을 대상으로 추적·조사했는데 양파를 매일 먹는 사람은 1주일에 2회 이하로 먹는 사람보다 위암 발생률이 66퍼센트나 감소했다고 발표했습니다.

'케르세틴'은 우리 주변에서 가장 흔한 양파·포도·브로콜리·사과에 많이 포함돼 있는데, 서양 속담에 "하루에 양파 1개씩 먹으면 병원에 갈 일이 없다"는 말이 있습니다. 또한 양파에는 뇌의 모세혈관을 튼튼하게 하는 '루틴'이라는 성분도 많이 포함돼 있습니다. 기름진 음식을 즐겨 먹는 중국인들이 뇌혈관 계통의 질환이 적은 이유가 바로 양파를 즐겨 먹기 때문이라고 합니다.

다이어트와 뇌혈관질환 예방에 많은 도움이 되는 양파는 1년 내내 먹을 수 있으므로 매일 섭취하면 다이어트와 뇌질환 예방이라는 일석이조의 효과를 거둘 수 있습니다.

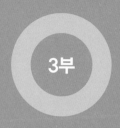

3부

어떤 음식을
선택해야 하는가?

• 좋은 탄수화물과 나쁜 탄수화물 •
• 몸에 좋은 지방 •
• 어떤 단백질이 좋은가? •
• 비만 예방에 탁월한 식이섬유 •
• 다이어트를 위한 건강한 식단

다이어트에 성공하려면 칼로리를 계산해 섭취해야 하는 가공식품과 칼로리를 계산하지 않고 섭취해도 되는 천연식품에 관해 알아야 합니다. 그리고 3대 영양소(탄수화물 · 지방 · 단백질)의 소화와 흡수 과정, 식이섬유의 역할, 생식과 화식의 비율, 체지방 감소에 도움을 주는 다양한 식품에 관한 지식이 있어야 합니다. 3장에서는 중요한 점 몇 가지를 간추려 정리했습니다.

1 ___ 좋은 탄수화물과 나쁜 탄수화물

탄수화물이란 무엇인가?

'탄수화물'은 원래 '당질(糖質)'과 '식이섬유'를 통틀어 일컫는 말이었습니다. 그런데 일부 나라에서 식이섬유를 인체의 에너지가 되지 않고 '생체 기능을 조절'하는 요소로 분리해 6대 영양소로 자리매김하려는 경향 때문에 '탄수화물＝당질'이라는 공식이 성립됐습니다. 따라서 이 책에서는 '당질＝탄수화물'이라는 개념을 바탕으로 내용을 전개하겠습니다.

《 원래는 탄수화물＝당질＋식이섬유

《 일반적으로는 탄수화물＝당질

《 식이섬유는 별도로 취급

탄수화물은 마치 진주목걸이를 만들기 위해 진주알을 긴 줄에 꿰놓은 것과 같은 구조로 돼 있는데, 진주목걸이를 해체하면 진주알 하나하나가 따로따로 분리되듯 탄수화물(포도당, 과당, 젖당)이 최소 단위로 소화되면 낱개의 진주알처럼 분리됩니다. 우리가 섭취한 탄수화물이 이처럼 최소 단위로 절단되고 소화 · 흡수돼야 '진정한 에너지'라고 할 수 있습니다.

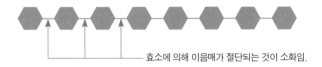

효소에 의해 이음매가 절단되는 것이 소화임.

: 탄수화물의 구조

탄수화물에는 진주알처럼 최소 단위가 되는 약 200여 종류의 '단당(單糖)'이 있는데, 그중 대표적인 예로는 포도당(Glucose), 과당(Fructose), 갈락토스(Galactose)를 들 수 있습니다.

'탄수화물'에는 두 종류가 있는데, 가공하는 과정에서 비타민 · 미네랄 · 식이섬유 · 항산화물질과 같은 대부분의 천연 영양소가 제거된 '단순 탄수화물(單純炭水化物, 농축 탄수화물)'과 전혀 가공하지 않아 천연 영양소가 그대로 포함된 '복합 탄수화물(複合炭水化物, 천연 탄수화물)'이 있습니다.

'비타민과 미네랄 도둑'이라는 별명을 가진 단순 탄수화물은 백미,

밀가루, 설탕 또는 이들로 가공한 산성 식품을 가리킵니다. 단순 탄수화물은 알코올이나 니코틴처럼 흡수가 매우 빠르기 때문에 중독성이 있고, 순식간에 혈당이 140~180mg/dℓ 이상으로 높아져 대량의 인슐린 분비를 촉진해 지방을 만들며, 160mg/dℓ 이상이 되면 혈관에 상처를 내기 때문에 온갖 질병의 원인이 됩니다. 이러한 이유로 '탄수화물=비만과 만병의 원인'이라는 엉터리 인식이 퍼져 단순 탄수화물과 복합 탄수화물을 구분하지 않고 무조건 멀리하는 경향이 있습니다.

'복합 탄수화물'은 전혀 가공하지 않은 천연 상태의 현미 · 통밀 · 콩류 · 감자 · 씨앗 종류를 가리키는데, 과일 · 채소 · 해조류 · 버섯류에도 포함돼 있습니다. 이들로 조리하거나 가공한 식품에는 섬유질 · 비타민 · 미네랄 · 항산화물질이 풍부해 포도당이 서서히 소화 · 흡수되도록 하기 때문에 혈당이 순식간에 높아지지 않습니다. 따라서 다이어트와 건강이라는 두 마리의 토끼를 잡기 위해서는 적극적으로 복합 탄수화물을 섭취해야 합니다.

또한 어릴 때부터 복합 탄수화물 위주의 식품을 먹으며 성장한 어린이들에게는 요즘 흔히 볼 수 있는 '청소년 비만, 충치, 시력 약화, 아토피성 피부염, 폭력적인 성향, 등교 거부, 우울증, 자살' 등이 거의 없다는 것이 수많은 논문에 의해 밝혀지고 있습니다. 그러므로 다이어트와 건강을 위해서는 복합 탄수화물을 섭취하는 것이 좋습니다.

복합 탄수화물은 온갖 영양소가 천연 그대로 포함돼 있고, 탄소분자가 최소한 12개 이상 연결돼 있어서 이들을 섭취해도 소화와 흡수에 많은 시간이 걸리기 때문에 다음의 도표처럼 혈당이 순식간에 올라가지 않습니다.

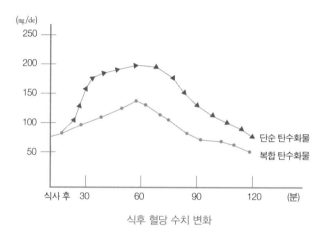

식후 혈당 수치 변화

복합 탄수화물이 뛰어난 식품이라는 것은 1876년 일본 정부에 의해 도쿄의과대학 교수로 초빙된 독일인 의사 '에르빈 폰 베르트'의 일화를 통해서도 알 수 있습니다.

당시 일본의 교통수단이라고는 인력거와 말이 전부였는데, 베르트 교수는 인력거꾼의 강인한 체력에 관심이 많았습니다. 그래서 도쿄에서 닛코(日光)까지의 150킬로미터 거리를 베르트 교수는 말을 타고, 인력거꾼은 인력거를 끌고 누가 빨리 도착하는지 경주했습니다.

그 결과, 당연히 말을 6회나 갈아탄 베르트 교수가 먼저 도착했는데, 놀라운 사실은 인력거꾼과 30분밖에 차이나지 않았다는 점입니다. 더구나 인력거에는 한 명의 승객이 타고 있었습니다. 베르트 교수는 그의 강인한 체력에 놀라, 어떤 음식을 먹는지 궁금해 도시락을 조사해봤습니다. 도시락 속의 내용물은 현미주먹밥, 단무지, 생된장에 절인 무말랭이뿐이었습니다. 베르트 교수는 인력거꾼에게 이제부터는 고기를 많이 먹으면 더욱 빨리 달릴 수 있다고 하면서 동물성 단백질을 먹도록 권했습니다. 그런데 얼마 지나지 않아 인력거꾼이 교수에게 "고기를 먹었더니 기운이 없어 달릴 수가 없다"고 고백하면서 이전의 식생활로 되돌아갔습니다.

인력거꾼의 음식은 언뜻 보기에 초라하지만 자세히 살펴보면 영양이 매우 풍부합니다. 비타민, 미네랄, 항산화물질, 식이섬유, 효소, 효모와 같은 영양소가 골고루 갖춰진 완전식품인 것입니다. 독일로 돌아간 베르트 교수는 독일 국민에게 현미밥과 채소 반찬의 우수함을 널리 알리는 일에 전력을 다했습니다. 그리하여 동양인이 즐겨 먹던 현미밥이 서양인에게도 알려지기 시작했습니다.

탄수화물은 과일에도 포함돼 있습니다. 곶감은 71퍼센트, 말린 바나나는 79퍼센트, 생바나나는 23~25퍼센트, 포도와 감은 16퍼센트, 사과는 15퍼센트, 수박과 복숭아는 10퍼센트나 됩니다. 채소인 당근과 양파는 9퍼센트, 토마토와 양배추는 5퍼센트, 피망 종류는 5~8퍼센트, 해조류인 말린 파래와 톳에는 56퍼센트, 미역은 41퍼센트, 생김은 39퍼센트나 됩니다.

탄수화물 제대로 소화하기

대부분 사람은 탄수화물을 섭취하면 모두 소화·흡수돼 인체의 에너지가 되는 것으로 알고 있습니다. 하지만 아무리 훌륭한 음식이라도 종류에 따라 날씬한 몸매의 재료가 될 수도 있고, 비만의 원인이 될 수도 있습니다. 특히 단순 탄수화물은 소화·흡수·에너지 생산 과정에서 많은 비타민과 미네랄이 필요하기 때문에 최신 영양학계에서는 '단순 탄수화물은 비타민과 미네랄의 도둑'으로 알려져 있습니다. 대표적인 식품으로는 설탕, 백미, 흰 밀가루, 액상과당을 들 수 있습니다.

탄수화물은 앞서 언급했듯이 포도당이 진주목걸이처럼 길게 연결된 상태의 물질입니다. 이러한 구조를 가진 탄수화물이 제대로 분해되지 않은 채 십이지장을 통과하려면 엄청난 양의 소화효소가 필요하며, 만약 소장에 발생한 염증으로 인해 구멍이 뚫려 있으면 뭉쳐서 혈액으로 흡수돼 알레르기를 비롯한 다양한 질병의 원인이 됩니다. 밀가루 음식을 좋아하는 사람들의 70퍼센트 정도는 소장에 구멍이 뚫려 있다는 보고도 있습니다.

탄수화물을 소화하는 데 필요한 소화효소는 천연식품 속에도 포함돼 있지만, 불로 조리하면 모두 파괴되므로 우리 몸에서 분비되는 '아밀라아제'라는 효소로 소화시켜야 합니다. 입에서 분비되는 효소는 '혀 아밀라아제'라고 하는데, 오랫동안 씹어야 많이 분비돼 음식이 신속하게 소화됩니다. 반찬을 먹지 않고 밥만 한참 동안 씹고 있으면

'미음'처럼 되면서 달콤해지는 것을 느낄 수 있습니다. 이는 바로 포도당 2개만 연결된 수준까지 분해돼 소화가 시작됐다는 신호인 것입니다. 탄수화물을 제대로 소화시키려면 이 정도까지는 씹어야 하는데, 대부분 사람은 대충 씹어 넘겨버립니다.

식도를 통해 위장으로 내려간 탄수화물은 위장 활동으로 죽처럼 되고, 십이지장을 통과할 때 췌장에서는 2차로 또 다른 소화효소를 분비해 포도당 2개 정도만 연결된 상태로 절단합니다. 그리하여 소장으로 내려간 탄수화물이 흡수되기 직전에는 1개 단위로 절단되는데, 이러한 상태가 돼야 비로소 '완전 소화'라고 할 수 있습니다.

● 열심히 씹어야 한다

사람은 생명 활동에 필요한 많은 에너지를 '전분(녹말)'을 통해 얻습니다. 식물성 식품에 포함된 탄수화물인 전분을 에너지로 만들기 위해 가장 먼저 하는 일은 입으로 들어온 음식을 치아를 이용해 씹는 것입니다. 입 안에서 씹어 분해시키는 일을 '화학적 소화'라고 하는데, 타액(唾液, 침)에는 '전분 분해효소'인 '혀 아밀라아제'가 포함돼 있으므로 전분의 포도당을 다당류 수준까지, 즉 진주알이 여러 개 이어진 수준까지, 더 열심히 씹으면 더욱 잘게 분해할 수 있습니다.

이처럼 작게 분해된 탄수화물은 식도를 통해 위장으로 옮겨지는데, 식사가 끝나면 위장 입구에 있는 괄약근의 수축작용으로 인해 위장 입구의 문이 닫힙니다. 위장에서는 전분을 분해하는 효소가 분비되지 않기 때문에 식사 후 2시간이 지나면 조금씩 십이지장을 통해 소장으로 옮겨집니다. 여기서 유의해야 할 점은 탄수화물을 제대로 씹지 않고 넘기면 '혀 아밀라아제'의 부족으로 인해 제대로 절단되지 않으므로 이를 감지한 췌장에서는 엄청난 양의 소화효소를 분비해야 하고, 소화액을 분비하느라 피로에 지쳐 피폐해지면 처음에는 췌장염, 그다음에는 췌장암으로 진행됩니다.

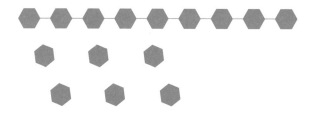

：탄수화물이 소화된 모습

십이지장에서는 췌장에서 분비되는 소화효소 덕분에 2개 단위의 수준까지 분해돼 영양소를 흡수하는 소장의 흡수 세포 쪽으로 옮겨집니다. 그러면 이번에는 하나하나 낱개로 분해하는 소화효소가 또다시 분비돼 낱개의 진주알처럼 완전히 분해됨으로써 1개 단위의 단당이 되는 것입니다. 이해하기 쉽게 말하면 진주목걸이의 진주알이 뿔뿔이 흩어져 낱개로 주워 담을 수 있는 상태가 됩니다. 이를 '완전소화'라고 하는데, 이해하기 쉽게 요약하면 다음과 같습니다.

≪ 탄수화물 섭취 → 입 안에서 씹어 '혀 아밀라아제'와 함께 다당류 수준까지 분해됨 → 위장으로 옮겨짐 → 2시간 후부터 십이지장으로 내려가기 시작 → 췌장에서 2차로 소화효소가 분비돼 2개 단위까지 분해됨 → 소장에서 흡수되기 직전 낱개 수준으로 분해됨 → 소장의 흡수 세포를 통해 혈액으로 옮겨짐 → 혈액순환에 의해 간으로 옮겨짐 → 과당, 갈락토스도 모두 간에서 포도당으로 전환됨 → 혈액순환에 의해 온몸의 세포로 공급됨

비타민과 미네랄이 대부분 제거된 설탕과 같은 단순 탄수화물의 당질은 분자의 크기가 매우 작기 때문에 위의 깊은 파징이 생략되고 입 안과 위장에서부터 흡수되기 시작합니다. 그리하여 음식을 섭취한 지 30분~1시간 정도 지나면 혈당 수치가 갑자기 높아집니다.

완전한 소화를 위해서는 1차적으로 입 안에서 철저히 씹어야 하며, 위장으로 옮겨진 탄수화물이 죽처럼 흐물흐물해지기 위해서는 강력한 산성의 위산이 분비돼야 합니다. 그런데 나이가 들면서 신체 조직이 노화되거나 반찬을 너무 싱겁게 먹으면 위장에서는 강력한 산성의 위산이 아닌 묽은 위산이 분비되므로 자연히 소화가 더뎌집니다. 그러므로 입에서 천천히 씹어야 침과 소화효소가 많이 분비되고, 췌장에서의 소화효소 분비가 적어져 췌장에 대한 부담이 적어지므로 췌장염이나 췌장암에 걸리는 일이 없어집니다. 날씬한 몸매와 건강을 원한다면 입에서 복합 탄수화물이 '미음' 수준이 될 때까지

철저히 씹어야 한다는 사실을 명심하기 바랍니다.

　제 지인 중 빵을 많이 만들어 주변 사람들에게 나눠주는 마음씨 착한 모 병원 원장 부인이 있는데, 평소 빵을 좋아해 잘 씹지 않고 빨리빨리 넘기는 습관이 있었습니다. 그로 인해 50대의 젊은 나이에 췌장암으로 사망했습니다. 그 당시에는 병원 원장 부인이 췌장암으로 사망한 것이 이해되지 않았지만, 홀리스틱 영양학을 공부하면서 이해하게 됐습니다. 건강을 유지하기 위해 가장 먼저 해야 할 일은 무슨 음식이든 입에서 꼭꼭 씹는 것입니다. 꼭꼭 오랫동안 씹는다는 것은 그만큼 소화효소가 많이 분비되게 하는 것입니다.

　동물성 단백질을 많이 섭취하면 지독한 냄새가 나는 암모니아가 많이 발생해 소장에 염증이 생기고 결국 구멍이 뚫리게 되고, 이곳을 통해 제대로 소화되지 않은 음식물이 몸속으로 흡수됩니다.

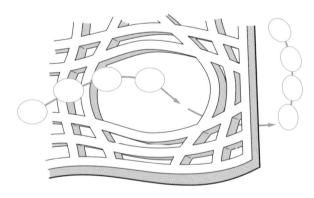

: 구멍이 뚫린 소장의 구조

위와 같이 포도당이 낱개로 분리되지 않고 뭉쳐서 흡수되면 혈액은 끈적끈적해지고 오염된 이물질로 가득 찹니다. 그리하여 몸에 적합하지 않은 이물질이 혈액과 함께 온몸을 순환하면서 여기저기에서 문제를 일으킵니다. 그 대표적인 예로는 원인을 알 수 없는 어깨 결림, 허리 통증, 두통, 체중 증가, 손발이 붓는 현상을 들 수 있습니다.

설탕, 절대로 섭취하면 안 되는 단순 탄수화물

단순 탄수화물의 대명사인 '설탕'은 참으로 문제가 많은 식품입니다. 우리가 설탕을 과다 섭취하면 몸속으로 흡수돼 6시간이 지나도 분해되지 않으며, 심지어 세포 속까지 흡수된다는 보고가 있습니다. 따라서 잘 분해되지 않는 설탕을 분해하려고 많은 소화효소가 동원되어 설탕이 포함된 식품을 섭취하면 쉽게 피곤함을 느낄 수 있습니다. '노먼 워커' 박사는 《회춘(Become Younger)》(1949년 출판)에서 설탕이나 설탕이 포함된 식품을 절대로 섭취해서는 안 되는 이유에 대해 다음과 같이 밝히고 있습니다.

"설탕을 섭취하면 설탕이 몸속에서 발효돼 초산(醋酸), 탄산(炭酸), 알코올을 만들어낸다. '초산'은 강력한 파괴력을 갖고 있어 피부에 생긴 사마귀를 제거하는 데 사용된다. 피부 표면에 이토록 강력한 파괴력을 가진 초산이 소화기관의 섬세한 세포막에 미치는 손상은 엄청나다. 실제로 초산은 몸속으로 급속히 침투하기 때문에 그 영향은 뚜렷하다. '초산'은 신경조직 내의 지방과 결합해 신경을 마비시킨다.

설탕과 설탕이 든 음료수나 과자를 섭취하면 췌장에 커다란 해를 끼친다. …(중략)… 인간에게 오로지 유익한 당분은 생과일과 꿀에 포함된 천연 당분이다."

실제로 설탕이나 인공 과당이 많이 포함된 식품 또는 커피믹스를 하루에 여러 잔 마시는 사람들은 후각(嗅覺)과 미각(味覺), 청각(聽覺)에 이상이 생겨, 맛과 냄새를 제대로 분별하지 못하거나 노인이 아닌데도 소리를 잘 듣지 못합니다.

앞서 언급한 책에서 발견한 또 다른 놀라운 사실은 일부 스포츠팀의 코치는 시합 전에 선수들에게 억지로 설탕을 먹이고 있다는 것입니다. 설탕이 신체에 일종의 흥분제로 작용해 최대한의 힘을 발휘하도록 하는데, 이는 마치 석유난로에 휘발유를 주입해 석유(등유)보다 더욱 강력하게 연소시키는 것과 같은 원리라고 생각합니다.

하지만 지혜로운 코치는 선수들에게 설탕 대신 생꿀을 먹입니다. 시합 전에 세 숟갈의 설탕을 먹은 상대팀 선수들은 흥분해 에너지를 완전히 소모해버려 시합 도중 또는 시합이 끝난 후 녹초가 돼 쓰러지는 사람이 많았지만, 한 숟갈의 생꿀을 먹은 팀 선수들은 피로한 기색도 없이 에너지가 넘친다는 내용을 읽고 엄청난 충격을 받았습니다.

액상과당, 악질 탄수화물

미국 소아과학회는 최근 "생후 1세까지의 아이는 과일주스를 마시지 않는 것이 좋다"는 권고안을 제시했는데, 그 이유는 "과일주스에는 과당이 많아 건강에 해롭다"는 것입니다. 국내에서도 이에 뒤질세라 최신 영양학을 전공하지 않은 일부 사람들이 텔레비전이나 신문에 등장해, "과일에는 과당이 많으므로 비만인과 당뇨병 환자는 과일을 먹으면 안 된다"는 엉뚱한 발언을 하고 있습니다.

이는 과일에 포함된 '천연 과당'과 옥수수를 이용해 인공적으로 생산한 '인공 과당', 즉 '액상과당(液狀果糖)'의 차이점을 이해하지 못한데서 오는 오해입니다. 이로 인해 '과당은 비만의 원인'이라는 잘못된 인식이 널리 퍼져 과일을 전혀 먹지 않는 사람들이 늘고 있습니다. 참으로 어이가 없습니다.

'과당(果糖)'은 과일의 달콤한 성분으로, 한자로는 '과일 과(果)'와 '엿 당(糖)'의 합성어입니다. 과일 속의 과당은 인체로 흡수·활용될 때 소화와 흡수를 돕는 비타민과 미네랄 및 효소 등이 포함돼 있지만, 인공 과당은 이러한 물질이 대부분 제거돼 있을 뿐 아니라 오히려 비타민과 미네랄을 도둑질하는 해로운 물질입니다. 마치 각종 영양소가 대부분 제거된 백설탕이나 흰 밀가루와 같은 산성 물질입니다.

2016년 일본에서 발행된 《장의 힘으로 당신은 바뀐다(腸の力であなたは変わる)》에서는 '인공 과당'과 밀에 포함된 '글루텐'에 대해 "인공 감미료 과당, 글루텐, 당신의 건강을 파괴하는 두 가지 악마"로 표현했습니다. 인공 과당이 인체에 얼마나 많은 해를 끼치기에 '악마'라고까지 표현했을까요? 제가 공부한 Nutrition Therapy Institute의 교과서인 《FAST FOOD》에는 제조과정이 자세히 수록돼 있는데, 이를 소개하면 다음과 같습니다.

《유전자조작 옥수수 → 알파 아밀라아제 효소(유전자 조작된 것)로 처리 → 글루코 아밀라아제(유전자 조작된 것)로 처리 → 글루코스 이소메라아제로 처리 → 액체 크로마토그래피로 처리 → 45퍼센트의 포도당 +55퍼센트의 과당이 되도록 혼합 → 운반용 탱커에 주입

이와 같은 과정을 거쳐 생산된 인공 과당은 '이성화당(異性化糖), 고과당 콘 시럽(high-fructose corn syrup), 옥수수 시럽, 액상과당(液狀果糖)'이라고 하는데, 이러한 인공 과당을 섭취하면 중성지방 합성이 3배로 껑충 뛰어올라, 혈중 중성지방과 악성 콜레스테롤로 알려진 LDL콜레스테롤 수치가 올라간다는 보고가 있으므로 다이어트와 건

강을 위해서는 절대로 섭취해서는 안 됩니다.

인체가 제대로 소화시킬 수 없는 인공 과당은 디저트, 빵, 크래커, 각종 소스, 샐러드드레싱, 케첩 외에도 셀 수 없을 정도로 많은 식품에 첨가돼 있습니다. 과당은 과일을 통해 섭취하면 문제를 일으키지 않지만 가공식품으로 섭취하면 간 기능에 손상을 주며, 당뇨병·심장질환 등의 성인병을 일으키는 원인이 됩니다. '과당=칼로리 제로'라는 문구에 현혹돼 섭취하면 모두 지방으로 전환되고 지방세포에 쌓여 비만으로 이어집니다.

어떤 독자에게 이러한 상황을 설명했더니, 그는 "요즘 건강에 유익한 식품을 구하는 것은 지뢰밭을 긷는 것과 같군요!"라고까지 말했습니다. 발을 잘못 디디면 터져 사람의 목숨을 앗아가는 지뢰가 군사 분계선에만 있는 것이 아니라, 우리 주변의 수많은 식품에도 숨어 있습니다. 실패하지 않는 다이어트, 성공하는 다이어트를 위해서는 우리 모두 정신을 바짝 차리고 건강에 유익한 식품을 선택해야 합니다.

현미, 체중 감소에 가장 좋은 복합 탄수화물

대부분의 식이섬유, 비타민, 미네랄, 항산화물질이 제거된 단순 탄수화물인 백미는 비만을 일으키는 데 가장 큰 요인입니다. 하지만 복합 탄수화물에 속하는 현미는 다양한 영양소가 골고루 포함돼 있어 비만 예방 효과가 탁월합니다. 현미에 포함된 영양소 중 비만 예방에 도움이 되는 필수 영양소 몇 가지만 소개하면 다음과 같습니다.

● 비타민 B1

비타민 B1은 탄수화물이 몸속에서 제대로 흡수·소화·연소하는 데 없어서는 안 되는 필수 영양소이지만, 열에 약한 것이 단점입니다. 비타민 B1이 부족하면 아무리 좋은 탄수화물을 많이 섭취해도 에너지로 바뀌지 않습니다. 따라서 피로를 일으키는 젖산과 피루브산 등이 쌓여 쉽게 피곤하며, 노폐물 배출을 제대로 하지 못하기 때문에 비만으로 이어집니다. '체중을 줄이는 비타민'이라는 별명을 가진 비타민 B1이 현미에는 백미보다 5~10배 정도 많으며, 조리하는 과정에서 상실되는 양도 훨씬 적습니다.

조리 과정에서 상실되는 비타민 B1

조리 과정	백미(퍼센트)	현미(퍼센트)	시금치(퍼센트)
조금 씻을 때	23	5	—
많이 씻을 때	54	8	—
밥을 지을 때	75~80	30~36	—
날것으로 조리할 때	—	—	15
1분 삶을 때	—	—	45
3분 삶을 때	—	—	80
날것 그대로 볶을 때	—	—	0

〈출처 : 최신 영양성분 사전(주부의벗사/2017)〉

위의 표를 살펴보면 조리 과정에서 백미로 지은 흰쌀밥의 비타민 B1은 대부분 상실됐지만, 현미밥에는 60~70퍼센트 정도 남아 있다는 것을 확인할 수 있습니다. 비만을 해결하려면 어떤 밥을 먹어야 하는지를 잘 알 수 있습니다.

● 비타민 B2

현미에는 비타민 B2가 백미보다 1.5~2배 많이 포함돼 있습니다. B2는 뜨거운 열에 강하기 때문에 가열 과정에서 감소하지는 않지만, 햇빛에 약하므로 냉암소에 보관해야 합니다. 비타민 B2가 부족하면 탄수화물, 지방, 단백질이 에너지로 전환될 때 지장을 초래해, 특히 지방이 많이 쌓이게 됩니다. 비타민 B2가 풍부하면 장 속에서 이상 발효로 인해 발생하는 발암성 물질의 독소를 신속하게 제거할 뿐 아니라 간의 해독작용을 돕는다는 사실도 최근에 밝혀졌습니다.

● 비타민 B3

비타민 B3는 '니코틴산'이라고도 하는데, 현미에는 백미보다 4배나 많이 포함돼 있습니다. 비타민 B3가 부족하면 탄수화물, 지방, 단백질이 에너지로 전환될 때 지장을 초래하기 때문에 비만과도 관련된 영양소입니다. 비타민 B3가 만성적으로 부족하면 신경계, 특히 뇌세포 기능과 관련된 노이로제가 발생해 초조해지기 쉽고, 피부와 소화기 계통의 점막에 염증이 발생하기 쉬워 구각염(口角炎), 위장질환, 변비, 복통, 설사 등이 발생하기 쉽습니다.

● 비타민 B5

비타민 B5는 '판토텐산'이라고도 하며, 현미에는 백미보다 2배나 많이 포함돼 있습니다. 비타민 B5가 부족하면 탄수화물, 지방, 단백질이 에너지로 전환될 때 지장을 초래하기 때문에 비만과도 관련된 영양소입니다. 또한 부신피질 호르몬이 제대로 생성되지 않으므로 스트레스에 약해 쉽게 피로하거나 화를 잘 내는 경향이 있습니다. 비타민 B5는 특히 알코올과 카페인 음료를 즐기는 사람에게 부족하기 쉬운 영양소입니다.

● 비타민 E

현미에는 비타민 E가 백미보다 5~12배 이상이나 포함돼 있는데, 백미에는 거의 없다고 해도 과언이 아닙니다. 세포막의 5퍼센트를 차지하는 비타민 E가 부족하면 세포막이 쉽게 산화(노화)돼 과산화지질이 발생하기 쉬우므로 나이들수록 탄력성이 없어져 피부가 처지며 기미와 주름이 많이 생기는 현상이 나타납니다.

● 마그네슘

현미에는 마그네슘이 백미보다 5~7배 이상이나 많이 포함돼 있습니다. 마그네슘은 몸속에서 300종류 이상의 효소가 작용하는 데 관련돼 있어, 에너지 생산, 단백질 합성, 신경 전달, 근육 수축, 체온 조절, 혈압 조절, 신경의 흥분 억제 등을 돕는 영양소입니다. 또한 협심증, 심근경색, 당뇨병도 예방하는 소중한 미네랄입니다. 마그네슘이 부족하면 뼈에 저장된 것이 녹아 나오므로 골다공증이 발생합니다.

2 __ 몸에 좋은 지방

지방(기름)이란 무엇인가?

탄수화물이나 단백질은 1그램에 4킬로칼로리의 에너지를 생산하지만, 지방(기름)은 불과 1그램으로 9킬로칼로리의 에너지를 생산하는 매우 효율적인 에너지원입니다. 인체에서 지방이 가장 많이 필요한 곳은 세포막과 심장인데, 세포막의 70퍼센트는 인지질, 20퍼센트는 단백질, 5퍼센트는 콜레스테롤, 5퍼센트는 비타민 E로 구성돼 있고, 심장이 소모하는 에너지가 주로 지방입니다.

심장은 하루에 규칙적으로 10만 회의 수축작용을 함으로써 1분에 5.5리터, 24시간에 약 8,000리터(8톤)의 혈액이 온몸을 순환하도록 하는 매우 강력한 펌프 역할을 하는데, 심장이 소모하는 에너지원이 주로 지방입니다. 심장에 좋은 기름을 공급해야 숨이 차는 일 없이 원활하게 펌프질을 할 수 있는 것입니다. 그런데 잘못된 기름을 공급하면 관상동맥에 플라크가 생겨 혈관이 좁아집니다. 따라서 어떤 지방을 섭취하느냐에 따라 심장을 비롯한 혈관계통의 건강과 날씬한 몸매가 결정된다 해도 과언이 아닙니다. 우리 주변에서 심장혈관에 스텐트 삽입 수술을 받은 사람들의 공통점은 튀김과 동물성 단백질을 지나치게 좋아한다는 것입니다.

이처럼 인체의 각종 기능을 정상적으로 유지하기 위해서는 양질의 지방이 필요하며, 지방은 신체의 기본 단위인 세포막 형성에 없어서는 안 되는 매우 중요한 물질입니다.

● 세포막 구성 성분

신체의 가장 기본 단위는 세포이지만, 그 세포를 둘러싸고 있는 세포막은 주로 지방(인지질 70퍼센트)과 단백질(20퍼센트)로 구성돼 있습니다. 마치 튼튼한 담장이 외부의 침입자를 막아주는 것처럼 지방이 세포를 안전하게 보호하고 있습니다. 따라서 좋은 기름을 섭취하면 세포가 튼튼해지고 나쁜 기름을 섭취하면 세포가 쇠약해져 노화에 가속도가 붙게 됩니다.

● 뛰어난 에너지원

지방은 앞서 언급한 것처럼 1그램당 9킬로칼로리의 에너지를 공급하는 뛰어난 에너지원입니다. 힘든 육체노동을 하는 사람이 "기름기가 많은 음식을 먹지 않으면 기운이 없다"고 말하는 것도 바로 이러한 이유 때문입니다. 또한 겨울잠을 자는 동물들이 가을철에 실컷 먹어 살이 찌게 하는 것도 겨울잠을 자는 동안에 사용할 에너지를 비축하는 행위입니다.

● 에너지 창고이자 호르몬 생산 공장

화력발전소에서 발전하기 위해서는 석탄을 저장해두는 창고가 필요하듯 우리 신체에서 뛰어난 에너지 공급원인 지방을 저장해두는 창고 역할은 피하지방과 내장지방이 하고 있습니다. 피하지방은 기온이 낮을 때 에너지가 방출되는 것을 방지하는 단열재 역할을 하고, 내장지방은 외부의 충격을 흡수해 각종 장기를 보호하는 역할을 합니다. 이 밖에 생리 활성 물질인 각종 호르몬을 생산하기도 한다는 사실이 최근에 밝혀졌습니다.

건강한 사람의 신체에서 지방이 차지하는 비율은 남성의 경우, 약 10~18퍼센트, 여성의 경우는 약 18~28퍼센트로, 여성이 남성보다 비율이 높습니다. 이처럼 여성에게 지방이 많은 이유는 임신 · 출산 · 수유에 대비해 많은 에너지가 필요하기 때문입니다. 특히 가공식품을 좋아하거나 갱년기를 거친 여성은 남성보다 쉽게 복부에 살이 찌는 경향이 있으므로 다이어트를 하는 데는 무엇보다 지방(기름)에 관한 올바른 지식이 필요합니다.

다이어트에 굉장히 중요한 지방 선택

저는 항상 "다이어트에 관심이 많다면 기름 선택도 대단히 중요하다"고 강조하면서 반드시 '생들기름'과 '엑스트라 버진 올리브기름'을 섭취하도록 권하고 있습니다.

지방(기름)은 크게 '포화지방산(飽和脂肪酸)'과 '불포화지방산(不飽和脂肪酸)'으로 나눌 수 있습니다. '포화지방산'에는 상온에서 굳어지는 동물성지방과 식물성 지방이라도 팜유 및 코코넛기름이 포함되며, '불포화지방산'에는 상온에서 굳어지지 않는 식물성 기름과 생선 기름이 포함됩니다.

영양에 관한 전문 지식이 없는 사람들이 흔히 "동물성 기름도 필요하므로 때로는 먹어야 한다"고 주장하면서 주변 사람들에게 강요하곤 하는데, 주로 동물성 식품에 많이 포함된 '포화지방산'은 우리 몸속에서 필요에 따라 합성되므로 굳이 섭취하지 않아도 됩니다.

생선과 식물성 식품에 포함된 '불포화지방산'을 구조적으로 분류하면 '오메가3, 오메가6, 오메가9' 세 종류가 있는데, 오메가3와 오메가6 계열의 기름은 우리 몸속에서 합성되지 않으므로 반드시 음식을 통해 섭취해야 하는 '필수 지방산'입니다. 하지만 오메가9 계열의 기름은 우리 몸속에서 합성되므로 굳이 섭취하지 않아도 되는 기름입니다.

오메가3 계열의 대표적인 기름에는 '들기름'과 '아마인유(亞麻仁油)',

오메가6 계열의 대표적인 기름에는 '참기름, 콩기름, 포도씨기름, 홍화씨기름, 옥수수기름, 호두기름, 면화유, 카놀라유', 오메가9 계열의 대표적인 기름에는 '올리브기름'이 있습니다.

소고기와 돼지고기에 포함된 포화지방산과 오메가9 계열의 기름은 인체에서 필요에 따라 합성되므로 굳이 섭취하지 않아도 되는 기름, 즉 다이어트에 불필요한 기름이라는 사실을 기억해두기 바랍니다. 이해하기 쉽게 설명하면 풀만 먹고 사는 하마는 피부의 두께가 5센티미터인데, 모두 기름으로 뒤덮여 있습니다. 사람도 식물성 식품만 섭취해도 필요에 따라 신체 조직을 보호하는 역할의 포화지방산과 오메가9 계열의 기름을 몸속에서 합성합니다.

간혹 탄수화물을 전혀 섭취하지 않고 동물성 단백질만 섭취하는 '황제 다이어트'가 유행하기도 하는데, 이러한 다이어트는 영양학적 · 신체적으로 절대로 해서는 안 됩니다. 대부분의 동물성 지방은 로스구이나 직불구이처럼 150~200도 전후 온도에서 고기를 조리하는 경우가 많습니다. 고온 상태에서 조리한 기름을 섭취하면 인체의 췌장에서 분비되는 소화액만으로는 소화가 제대로 안 되기 때문에 췌장에 엄청난 부담을 주며 비만으로 이어진다는 사실을 꼭 기억하기 바랍니다.

그리고 시중에서 판매되는 식용유 대부분은 대개 250도 이상의 고온 상태에서 생산되는데, 가정에서 튀김용으로 사용할 때 또다시 170~180도 이상의 고온으로 끓여야 합니다. 인류 최초로 녹즙기를 개발해 식생활에 적용해 100세까지 생존한 '노먼 워커' 박사는 "50도 이상의 고온으로 조리한 기름은 인체가 제대로 소화·흡수할 수 없다"고 밝혔습니다. 더구나 "소화가 제대로 안 된 기름이 흡수되면 간에서 활용할 수가 없어 인체에 불필요한 노폐물, 즉 쓰레기가 쌓여 체중이 늘어난다"고도 말했습니다. 이로 인해 혈관 내벽에 '죽' 같은 것이 들러붙는데, 이는 마치 수도관 내부가 녹슬어 좁아진 것처럼 혈관이 좁아져 동맥경화와 각종 혈관질환 및 치매를 일으키는 주요한 원인이 됩니다.

세계적인 뇌 전문의인 일본의 '야마시마 데츠모리' 박사는 《그 식용유가 당신을 죽인다(そのサラダ油があなたを殺す)》(2016년 출판)에서 "250도 이상의 고온 상태에서 생산된 식용유에는 뇌세포를 파괴하는 독성 물질 '하이드록시 노네랄'이라는 성분이 포함돼 있으며, 그 결과 뇌가 수축되는 알츠하이머 치매 발생률을 높인다"고 했습니다. 현재 식품공장에서 대량으로 생산·판매되고 있는 대부분 식용유는 이에 포함된다고 할 수 있습니다.

고온의 식용유로 조리한 튀김을 먹으면 다이어트를 하는 데 최대의 마이너스 요인이 되는 변비가 추가로 발생합니다. 변비가 발생하는 데는 스트레스, 운동 부족, 고기의 과다 섭취, 수분 부족, 극심한 일교차 등 다양한 조건이 관련돼 있지만, 식이섬유가 거의 없는 튀김과도 밀접한 관련이 있습니다.

고온의 식용유로 조리한 튀김에는 패스트푸드점의 햄버거, 중국

요리의 탕수육, 군만두, 돈가스, 치킨, 새우튀김, 오징어튀김, 생선튀김 등이 있습니다. 이러한 음식을 조리하기 위해서는 식용유를 섭씨 170~180도 이상으로 끓여야 합니다. 음식점에서 사용하는 대부분의 식용유는 앞서 언급한 것처럼 섭씨 250도가 넘는 환경에서 생산된 것입니다. 고온에서 생산된 기름을 거듭 고온으로 끓여 조리하면 뇌세포를 파괴하는 독성 물질인 '하이드록시 노네랄'이 추가로 발생합니다.

튀김전문 음식점의 기름을 살펴보면 비용을 절감하기 위해 기름을 교환하지 않고 몇 번이고 반복해 사용하는 곳이 있습니다. 어떤 곳은 마치 먹물처럼 새카맣게 변한 기름으로 튀기는 곳도 있습니다. 식용유가 고온에 의해 끓으면 공기 속의 산소와 결합해 산화되는데, 이렇게 지나치게 산성화된 기름을 '과산화지질(過酸化脂質)'이라고 합니다. 이러한 기름이 우리 몸속으로 들어오면 소화기 계통의 세포에 비상사태가 발생합니다. 강력한 산성 물질은 세포 속의 DNA에 손상을 일으켜 노화를 촉진하는 것으로 알려져 있습니다.

우리 신체는 수소이온농도(pH)가 7.35~7.45의 상태, 즉 매우 약한 알칼리성 상태를 항상 일정하게 유지해야 하는 항상성유지기능(恒常性維持機能)이 있기 때문에, 강력한 산성 식품이 들어오면 모든 에너지가 중화작용에만 집중됩니다. 이로 인해 노폐물 배출에 사용할 에너지가 부족해 체중이 늘어날 수밖에 없습니다. 이는 마치 청소만 담당하는 사람이 저녁에 퇴근하지 못하고 야간에 외부의 침입자까지 감시하는 경비병 임무도 떠맡아서 하는 것과 같은 원리입니다.

일반적으로 가정에서 사용하는 '들기름'과 '참기름'은 원료인 들깨와 참깨를 강력한 열에 볶아 채취한 기름이므로, 다이어트를 위해서는 날것으로 바꾸는 것도 현명한 방법입니다. 다이어트와 건강을 위해서는 오메가3 계열의 '생들기름'과 오메가9 계열의 '엑스트라 버진 올리브기름'을 강력하게 추천합니다.

지방 제대로 소화하기

나쁜 기름의 대표인 트랜스지방(마가린, 쇼트닝)과 동물성 식품에 다량으로 포함된 콜레스테롤이 지나치게 많이 흡수돼 소화되지 않으면 동맥혈관에 '플라크'가 형성되는데, 이는 마치 오래된 수도관에 녹이 붙어 있듯이 '죽과 같은 물질'이 들러붙습니다.

'마가린'과 '쇼트닝'으로 조리한 튀김을 통해 트랜스지방을 섭취하면 소화가 되지 않고 흡수돼 혈액순환에 의해 온몸을 순환하면서 혈관 내부에 상처를 냅니다. 그러면 이번에는 상처 난 곳을 수리·복구하기 위해 혈소판과 콜레스테롤이 모여들어 코딩합니다. 이러한 일이 지속해서 반복되면 동맥경화가 발생해 혈관이 점점 좁아지고 혈액순환을 방해하기 때문에 노폐물의 배출이 제대로 이뤄지지 않으므로 체중 증가와 더불어 동맥경화, 협심증, 심근경색, 뇌출혈과 같은 질병을 일으키는 원인 물질이 됩니다.

동물성 지방의 폐해

식물성 기름과 생선 기름은 상온에서 액체 상태이지만, 동물성 식품에 포함된 기름은 상온에서 굳어지는 성질이 있습니다. 따라서 육상 동물성 식품에 포함된 포화지방산은 인체의 혈액순환을 방해하므로 사람이 섭취하면 안 됩니다.

개 · 돼지 · 소의 체온은 대개 섭씨 39도, 양은 40도, 닭은 41도입니다. 이와 같은 육상 동물들의 체온이 대개 40도 전후이고, 육상 동물의 지방이 열에 의해 완전히 녹는 온도는(종류에 따라 다르지만) 대개 섭씨 44~70도입니다. 이러한 지방은 이 동물들의 혈관 속에서는 굳어지지 않으므로 아무런 지장이 없습니다.

건강한 사람의 체온은 36.5~37도이지만 요즘은 이보다 낮은 체온을 가진 사람이 많은데, 특히 고기를 좋아하는 젊은이들과 악수하면 손이 차갑다는 것을 느낍니다. 육상 동물보다 체온이 훨씬 낮은 사람의 몸에 동물성 지방이 흡수되면, 혈관에서 잘 녹지 않아 혈액을 끈적거리게 하고 혈관에 쌓이거나 모세혈관을 막히게 해 혈관 계통의 질환을 일으킵니다. 따라서 혈액순환이 방해받으므로 노폐물의 배출이 신속하게 이뤄지지 않아 체중 증가에 한몫하게 됩니다.

제가 '홀리스틱 영양학'에 대해 강의할 때 이러한 사실을 밝히자, 강의가 끝난 후 성경을 잘 아는 어떤 분이 레위기 7장 23절 "이스라엘 자손에게 고해 이르라. 너희는 소나 양이나 염소의 기름을 먹지 말 것이요"를 언급해 깜짝 놀란 적이 있습니다. 인간이 육상 동물의 기름을 섭취하면 안 되는 이유가 지금으로부터 약 3,500년 전에 밝혀졌다니 놀라운 사실입니다. 두뇌가 명석해 노벨상 수상자가 가장 많기로 유명한 유대인들은 지금도 이러한 원칙에 따라 육상 동물의 기름을 섭취하지 않는다고 합니다. 왜 그들에게 노벨상 수상자가 많은지 이제야 조금이나마 이해할 수 있게 됐습니다.

3 ___ 어떤 단백질이 좋은가?

단백질이란 무엇인가?

단백질은 생명 활동에 없어서는 안 되는 필수 영양소입니다. 신체의 근육, 장기, 피부, 손톱, 모발도 모두 단백질로 구성돼 있으며, 또한 신체 기능을 조절하는 호르몬, 신진대사에 필요한 효소, 신경 전달 물질, 유전자, 혈액 성분, 면역 항체 등도 단백질이 충분히 공급돼야 생성됩니다.

이처럼 인체 구성에 필요한 단백질은 25종류인데, 16종류는 인체 내에서 합성되고 나머지 9종류의 필수 아미노산은 반드시 음식을 통해 섭취해야 합니다. 이 중 한 가지라도 부족하면 체력 저하, 스테미너 부족, 뇌 활동과 기억력 감퇴, 성장기 어린이의 발육 장애 등이 발생합니다. 따라서 좋은 단백질을 섭취하면 체력과 면역력이 향상되고, 나쁜 단백질을 섭취하면 체력과 면역력이 떨어져 노화에 가속도가 붙게 됩니다. 몸속에서의 단백질 기능에 관해 간단하게 언급하면 다음과 같습니다.

● 신체 구성의 재료

신체를 구성하는 뼈, 근육, 피부, 모발, 적혈구, 손발톱 등은 주로 단백질로 구성돼 있습니다. 임신, 성장기 어린이, 상처가 났거나 수술 후 회복 중일 때, 질병을 앓을 때, 그리고 새로운 세포가 생성되는 신진대사에 특히 많은 단백질이 필요합니다.

● 우리 몸을 만드는 목수 역할

신체를 구성하는 재료는 물, 탄수화물, 지방, 단백질이지만, 이러한 재료를 이용해 인체라는 건물을 짓는 데는 목수 역할을 하는 효소가 필요한데, 이 효소 역시 단백질입니다.

● 신체 기능을 조절하는 호르몬

성장 촉진과 세포 수리 및 복구에 필요한 성장 호르몬, 혈당 수치를 낮추는 인슐린, 혈중 칼슘 균형을 유지하는 호르몬 역시 단백질로 구성돼 있습니다.

● 체액과 전해질의 균형 조절

세포가 적절히 기능하도록 세포 안팎의 수분과 적당한 혈압을 유지하는 것도 단백질입니다. 섭취하는 단백질이 부족하거나 제대로 소화되지 않으면 손발이 붓는 현상이 나타납니다. 또한 수분에 불균형이 발생하면 몸속의 노폐물이 제대로 배출되지 않아 비만으로 이어집니다.

● 영양소 운반 담당

혈액 속에서 지질(지방)을 운반하는 알부민, 산소와 영양소를 공급하고 노폐물을 실어내는 헤모글로빈, 몸속에서 철분과 결합해 철분을 각 조직으로 이동시키는 트랜스페린 역시 모두 단백질로 구성돼 있습니다. 알부민이 부족해도 체중이 좀처럼 줄어들지 않는다는 보고도 있습니다.

● 혈액의 수소이온농도 조절

혈액의 수소이온농도는 항상 7.35~7.45의 약한 알칼리성으로 유지돼야 합니다. 산소 부족으로 혈액이 지나치게 산성으로 기울면 '혼수상태'가 발생하고, 산소 과잉으로 지나치게 알칼리성으로 기울면 알칼로시스(알칼리성 혈증)가 되는데, 그 이유는 산소의 유입량이 많고 탄산가스의 산성이 상대적으로 줄어들기 때문입니다. 예를 들어 경기장이나 콘서트장에서 흥분한 사람이 실신하는 것은 대개 호흡성 알칼로시스에 의한 것입니다. 단백질은 이러한 현상이 발생하지 않도록 조절하는 역할도 담당하고 있습니다.

● 면역력 강화

몸속으로 침입한 바이러스, 세균, 진균, 꽃가루와 같은 이물질을 공격할 때 항체(抗體)로 작용하는 것도 당단백질(糖蛋白質)입니다.

● 비상시 에너지원이 됨

인체에 저장된 영양소(당질, 중성지방, 아미노산)를 필요한 에너지로 소모하는 데는 순서가 있습니다. 1차로 혈액 속의 포도당이 소진되면 2차로 인체에 저장된 중성지방, 즉 체지방을 분해해 에너지로 활용하고, 이것이 부족하면 3차로 신체의 단백질을 분해한 아미노산을 포도당으로 만들어 활용하도록 설계돼 있습니다. 그러므로 만약 음식을 통해 탄수화물과 지방이 제대로 공급되지 않으면 신체는 에너지를 확보하기 위해 신체 조직의 단백질을 분해하므로 면역력의 약화와 더불어 심각한 저체중으로 진행됩니다.

● 빛을 감지해 뇌로 신호를 보냄

'몸이 천냥이면 눈은 구백냥'이라는 말이 있듯이 눈은 우리 신체에서 가장 중요한 기관 중 하나로, 시력이 나빠져 사물을 잘 보지 못하면 사회생활을 하는 데 지장이 많습니다. 우리가 사물을 볼 때 빛에 민감한 눈의 망막세포는 단백질 옵신 분자입니다.

● 출혈을 멈추는 응혈 작용

단백질은 상처가 나거나 수술을 해 조직이 손상되면 출혈을 멈추고, 상처난 곳을 수리·복구하는 역할도 하고 있습니다.

동물성 단백질과 식물성 단백질

단백질은 신체를 구성하는 데 가장 중요한 영양소라 해도 과언이 아닙니다. 그런데 사람이 섭취하는 단백질에는 식물성 단백질과 동물성 단백질 두 종류가 있는데도, 많은 사람은 '단백질'이라 하면 반드시 동물성 단백질을 섭취해야 하는 것으로 인식하고 있습니다.

또한 단백질을 섭취하면 모두 소화·흡수되는 것으로 알고 있지만 최근의 영양학에서는 그렇지 않다는 것이 밝혀졌습니다. 입을 통해 섭취한 단백질이 위장과 십이지장을 통과하면서 작게 분해된 후 소장에서 흡수되려면 하나의 진주알처럼 낱개의 아미노산 수준으로 분해돼야 하는데, 그렇게 되는 비율이 10퍼센트 미만이고 때로는 몇 퍼센트에 불과하다는 것입니다. 따라서 소화·흡수되지 못한 단백질은 모두 식물성 식품에 포함된 식이섬유에 의해 배출돼야 하는데, 그렇지 않을 경우 소장과 대장에서 문제가 발생합니다.

특히 동물성 단백질에는 식이섬유가 전혀 포함돼 있지 않으므로 과다 섭취하면 장 속에서 부패해 암모니아가 급속히 증가하기 때문에 소화불량과 염증을 일으킵니다. 이러한 일이 사실인지 아닌지는 대형병원에서 최신 장비를 이용하지 않고도 간단히 확인할 수 있습니다. 고기를 먹은 다음 날 화장실에서 볼일을 볼 때 코를 움켜쥘 정도로 냄새가 지독하면 이미 동물성 단백질이 부패되고 암모니아가 급속히 증가해 염증을 일으키고 있다는 신호입니다.

《 위장에서 염증이 발생하면 → 위염, 위암, 역류성 식도염, 식도암, 위
　 궤양, 십이지장궤양 발생

《 소장에서 염증이 발생하면 → 소장염, 췌장염, 췌장암, 담낭염, 담낭
　 암, 면역력 저하, 알레르기 등 유발

《 대장에서 염증이 발생하면 → 대장염, 대장암, 충수염(맹장염), 궤양성
　 대장염 발생

《 소장에 발생한 염증으로 인해 구멍이 뚫리면 → 암모니아가 흡수됨 →
　 간 기능 장애 → 혈액이 오염돼 혈액순환 방해 → 활성산소 다량 발생으
　 로 온갖 염증, 어깨결림, 현기증, 두통 등이 발생

이처럼 식이섬유가 전혀 없는 동물성 식품의 과다 섭취로 인해 발생하는 암모니아는 만병의 근원입니다. 식물성 단백질이 동물성 단백질보다 폐해가 거의 없는 이유는, 식물에는 인체에 필요한 식이섬유·비타민·미네랄·항산화물질이 풍부해 암모니아가 발생해도 이들을 모두 제거하므로 신체를 암모니아의 폐해로부터 보호할 수

있기 때문입니다. 특히 식이섬유가 풍부한 날것의 신선한 채소는 그 효과가 매우 뛰어나므로 고기와 채소의 비율을 1:9로 섭취하면 암모니아의 폐해를 막을 수 있습니다. 비만을 예방하고 건강을 생각한다면 동물성 식품은 한두 점 먹는 것으로 그치는 것이 좋습니다.

동물성 단백질을 많이 섭취하게 된 이유

미국 영화의 식사하는 장면을 보면 으레 한 손에 나이프, 또 한 손에는 포크를 들고 고기를 썰어 먹는 모습을 볼 수 있습니다. 그리고 상황에 따라 간단히 먹는 음식으로는 햄버거, 감자튀김, 소시지, 우유 등으로 채식 위주의 식사 장면은 좀처럼 찾아보기 힘듭니다. 유럽과 미국인의 식생활이 동물성 식품 위주의 식사로 바뀐 것은 1900년대 초기로, 지금으로부터 불과 100여 년 정도밖에 되지 않습니다.

미국에서 발생한 질병을 역사적으로 검토해보면 100여 년 전까지만 해도 이들의 식생활은 채식 위주의 식사였기 때문에 오늘날의 생활습관병(성인병)으로 알려진 암, 심장병, 뇌혈관질환이 거의 없었습니다. 주요 질병은 기껏해야 폐렴, 장티푸스, 결핵, 콜레라 정도에 불과했습니다. 그러한 나라가 어떤 이유로 온갖 질병이 만연하는 질병 대국으로 발전했는지를 살펴보는 것도 건강에 많은 도움이 될 것 같습니다.

1900년대에 접어들면서 유럽과 미국에서 동물성 식품 위주의 식생활을 하게 된 것은 독일 뮌헨대학교의 생리학 교수이자 육식 예찬론자인 '칼 폰 포이트(1831~1908년)'와 그의 미국인 제자 '애트워터(1844~1907년)'의 영향 때문입니다. '포이트'는 철저한 육식 예찬론자로, "탄수화물은 영양가가 부족하므로 먹어서는 안 된다. 몸에 좋은 것은 과다 섭취해서 나쁠 것이 없다. 고기는 과다 섭취해도 몸에 나쁘지 않다"고 하면서 동물성 식품만 중요시하고 탄수화물을 무시하는 태도로 제자들을 가르치기 시작했습니다.

그 당시 독일 군대의 영양학 고문으로서 활약하던 그는 영향력을 발휘해 독일 군인들이 고기를 많이 먹도록 권장했습니다. 그는 하루에 필요한 단백질은 48그램 정도인 것을 알고 있으면서도 대중에게는 118그램의 동물성 단백질을 섭취하도록 부추겼습니다.

그가 제시한 동물성 단백질의 장점은 군인들의 체격, 공격성, 순발력에 초점을 맞춘 것이었습니다. 성장촉진 호르몬제를 투여한 고기를 많이 먹으면서 성장하면 체격이 월등하게 커지는 게 사실입니다. 고기는 산성 식품으로 과다 섭취하면 사람이 초조해지고 공격적인 성향을 띠게 됩니다. 이러한 사실은 사자·호랑이·치타·하이에나·표범과 같은 육식동물과 기린·얼룩말·영양·물소와 같은 초식동물의 성격을 비교해보면 알 수 있습니다.

그는 공격적이라는 것은 순발력이 높다는 것을 의미하므로 군인의 식품으로서는 안성맞춤이라는 이론을 제시합니다. 군인들의 체격,

공격성, 순발력이 눈에 띄게 나타나자 독일 정부는 그에게 귀족에게만 부여하는 '폰'이라는 칭호를 사용하도록 해 평민 '칼 포이트'에서 '칼 폰 포이트'라는 귀족 신분으로 상승하게 됩니다.

한편 독일 뮌헨대학교에서 유학하며 '포이트' 교수의 제자가 된 미국인 '애트워터'는 귀국해 미국 농무부의 영양연구소 소장 겸 웨슬리언대학교의 교수가 된 후 "하루에 125그램의 동물성 단백질을 섭취해야 한다"라며 스승보다 더 강하게 권했습니다. 그의 영향력으로 온 나라가 육식 위주의 식사를 하게 되면서 갑자기 암, 심장질환, 뇌혈관질환도 함께 유행하기 시작했습니다. 이러한 사실을 뒤늦게 알게 된 미국 정부는 유엔식량농업기구(FAO)와 세계보건기구의 권장량 '체중×0.71그램'에 따라 1980년에 동물성 단백질 하루 섭취 적정량을 평균 48그램 정도로 낮추도록 권장했습니다.

하지만 2011년에 미국 정부가 제시한 미국인의 식단 '마이 플레이트(My Plate, 나의 접시)'에서는 고기와 우유가 접시 밖으로 밀려나고, '고기'라는 표현 대신 '단백질'로 표현해 건강에 유익한 양질의 단백질을 섭취할 것을 권장하고 있습니다. 이보다 26년 앞서 1985년 워싱턴 D.C에 설립된 '책임 있는 의학을 위한 의사 위원회(Physicians Committee for Responsible Medicine, PCRM)'라는 단체가 제시하는 식단에는 고기와 유제품이 완전히 제외되고 오로지 식물성 식품만 제시됐습니다('마이 플레이트'에 관한 내용은 228쪽 참조).

1998년에는 "우유는 건강 음료로 홍보해서는 안 된다"는 법률이 생겨 미국의 모든 매스컴을 통한 홍보와 병원 및 산부인과를 상대로 하는 분유 홍보 활동이 금지됐습니다. 그러자 연간 1인당 우유 소비량도 대폭 감소해, 1975년 108.7리터에서 2011년 76.8리터로 30퍼센트나 줄어들었습니다. 비만 해결과 건강을 위해서는 육식 문화가 유행인 나라에서 양심적인 의사들이 제시한 식물성 식품 위주의 식단에 유의해야 합니다.

동물성 단백질의 폐해

● 생명을 단축하는 동물성 단백질

동물성 단백질을 많이 섭취할수록 면역력이 떨어져 각종 질병으로 일찍 사망한다는 것은 미국 코넬대학교의 '콜린 캠벨' 교수가 주축이 돼 영국 옥스퍼드대학교, 중국 의료과학연구원, 중국 위생학부가 합동으로 1983년부터 1994년까지 11년간 추적 조사한 결과를 저술한 《차이나 스터디(The China Study)》(2004년 출판)에 자세하게 언급돼 있습니다.

일본 니가타대학교 교수였던 '아보 도오루'가 저술한 《편안하게 죽을 수 있는 삶의 방식과 불가능한 삶의 방식(大往生できる生き方できない生き方)》(2013년 출판)에도 말라리아에 감염시킨 쥐를 네 그룹으로 분류 실험한 결과가 수록돼 있는데, 요약하면 다음과 같습니다.

《 단백질이 제거된 사료를 공급한 A그룹의 쥐들에게는 말라리아가 원
  인인 기생충혈증이 전혀 발생하지 않았지만 영양부족으로 10일 만에
  사망

《 단백질을 5퍼센트 혼합해 공급한 B그룹의 쥐들은 14일 만에 사망

《 단백질을 12.5퍼센트 혼합해 공급한 C그룹의 쥐들은 25일 만에 사망

《 단백질을 25퍼센트 혼합해 공급한 D그룹의 쥐들은 불과 5일 만에 사
  망하고, 말라리아 감염도 급증

위와 같은 '아보 도오루' 교수의 실험 결과에 따르면, 동물성 단백
질을 과다 섭취하면 오히려 면역력이 떨어져 일찍 사망한다는 것입
니다. 생쥐들의 평균 수명이 12개월인 점을 고려하면 말라리아에 감
염된 쥐들이 동물성 단백질을 많이 섭취할수록 그들의 수명이 짧아
진다는 것을 알 수 있습니다.

● **인공사료의 폐해**

생명공학이 발달하기 이전의 가축들은 인공사료, 성장촉진 호르
몬제, 항생제와 같은 이물질을 섭취하지 않고 오로지 풀만 뜯어먹으
며 성장했습니다. 이러한 환경에서 성장한 가축들의 몸에는 염증을
가라앉히는 역할의 오메가3 계열의 지방이 풍부해, 수많은 사람에게
단백질 공급원으로서 많은 혜택을 줬습니다. 하지만 오늘날의 가축
들은 축사에 갇혀 인공사료를 먹으며 성장한 탓에 염증을 유발하는

오메가6 계열의 지방이 풍부하기 때문에 그 고기를 즐기는 인간에게 많은 질병을 안겨주고 있습니다.

바다에서 자유롭게 헤엄치며 오메가3가 풍부한 해조류를 먹고 자란 자연산 물고기에는 오메가3 계열의 지방이 많기 때문에 불에 구우면 감칠맛이 나며 향이 좋습니다. 하지만 가두리 양식장에서 유전자조작 곡식의 인공사료로 성장한 물고기는 오메가6가 많기 때문에 맛도 느끼하고 향도 적습니다.

또한 공장식 축사에서 대량으로 사육하는 소·돼지·닭 등의 가축에게 제공하는 사료 대부분도 유전자조작으로 생산한 값이 싼 밀·콩·옥수수와 같은 곡물입니다. 2016년 일본에서 발행된 《장수하고 싶으면 빵은 먹지 마세요(長生きしたけりゃパンは食べるな)》라는 책에는 "유전자조작으로 생산된 밀에는 각종 알레르기를 일으키는 '글루텐'의 양이 재래종의 밀보다 40배나 더 많이 존재한다"고 기술돼 있습니다. 그리고 미국의 Nutrition Therapy Institute의 교과서인 〈FAST FOOD〉에는 미국의 몬산토 사가 유전자조작으로 생산한 감자 '뉴 리프 포테이토(New Leaf Potato)'는 해충이 갉아먹자마자 죽었다고 나와 있습니다.

이와 같은 유전자조작 곡식으로 만든 인공사료는 산성 식품이기 때문에 이를 먹고 성장한 가축들의 몸에는 염증을 유발하는 오메가6 계열의 지방이 풍부합니다. 미국 메릴랜드대학교와 이스라엘 텔아비브대학교의 연구팀에 의해 이러한 식품을 섭취하는 사람에게 많은 문제가 발생하고 있다는 것이 밝혀졌는데, "오메가6 계열의 지방이 많은 사료를 준 닭들이 낳은 달걀에는 역시 오메가6가 많이 포함돼 있어 우리의 건강을 위협한다"는 것입니다.

● 성장촉진 호르몬제의 폐해

가축을 대량으로 사육해 식품회사에 공급하는 축산농가에 가장 반가운 소식은 성장 기간을 하루라도 단축해 사료비를 절약하는 것인데, 그렇게 하기 위해서는 성장촉진 호르몬제를 사용하는 수밖에 없습니다. 최근에 사용하는 호르몬제의 경우, 천연적인 것과 인공적으로 합성한 것까지 종합하면 여섯 가지나 되는데, 성장촉진 호르몬제를 사용하면 다음과 같은 장점이 있습니다.

《첫째, 육질이 부드러워져 소비자들이 좋아한다.
《둘째, 좁은 공간에 가둬 사육해도 스트레스를 받지 않고 온순하게 잘 성장한다.
《셋째, 성장 속도가 엄청 빠르기 때문에 사료비가 절약돼 원가를 절감할 수 있다.

이처럼 육질·생산성·경제성 모두를 만족시키는 방법, 그것은 오로지 성장촉진 호르몬제 덕분입니다. 이러한 사실을 전혀 모르는 소비자들은 "○○나라에서 수입한 소고기는 풀만 먹인 탓인지 육질이 너무 부드러워 좋았다"고 흐뭇해하며, "고기가 맛있어서 오늘은 3~4인분 먹었다"고 자랑합니다. 육질이 부드러운 것은 풀을 먹고 자랐기 때문이 아니라 성장촉진 호르몬제 때문이라는 것을 알지 못하므로 그렇게 말하는 것이 당연합니다.

● 호르몬 과잉으로 인한 암 발생

2015년 일본에서 발행된 〈왜 마가린은 몸에 나쁜가?(なぜマーガリンは体に悪いか?)〉라는 책에는 "미국산과 호주산 소고기에는 엄청난 양의 호르몬제와 항생제가 사용됐는데, 그러한 고기에 함유된 에스트로겐(성장촉진 호르몬) 농도의 평균값은 일본이 소와 비교했을 때, 지방 부분에서는 140배, 붉은 살코기 부분에서는 600배였다"고 밝히고 있습니다. 이러한 사실을 전혀 모르는 사람들은 고기가 부드러워 정말 맛있다면서 조금도 의심하지 않고 과다 섭취를 합니다. 그 결과, 전혀 예상하지 못한, 비만을 비롯한 각종 질환이 발생하고 있습니다.

또한 "이처럼 대량의 호르몬제를 소고기를 통해 흡수하면 인체의 호르몬 균형은 철저히 붕괴된다. 이는 유방암, 자궁암, 난소암, 전립선암, 폐암 등과 같은 '호르몬 의존성 암'의 원인이 된다"고도 밝혔습니다.

이러한 점이 사실이라는 듯 우리 주변에는 담배를 전혀 피우지 않았는데도 폐암에 걸려 고생하는 사람이 수없이 많습니다. 그분들의 식생활을 조사해보면 하나같이 고기를 좋아했다는 것을 알 수 있습니다.

● 호르몬 불균형으로 저체온증이 됨

제가 영양학을 공부한 후로는 많은 사람과 악수할 때 손이 얼마나 따뜻한지로 그분들의 건강을 가늠하는 이상한 버릇이 생겼습니다. 그런데 젊은이들과 악수를 하면 의외로 손이 차가운 사람들이 많아 놀라곤 합니다. 따뜻해야 할 젊은이들의 손, 우리의 미래를 책임져야 할 사람들의 손이 차갑다는 것은 그다지 반가운 소식이 아닙니다.

인체의 보일러 역할을 하는 아랫배가 항상 따뜻해야 함에도 차갑다고 호소하는 여성들이 자꾸만 늘고 있는데, 이와 같은 냉증은 바로 호르몬 균형과 관계가 있습니다.

자율신경과 연계해 체온조절을 하는 중요한 기관은 '갑상선(甲狀腺, 갑상샘)'입니다. 체온은 세포 속에 자리 잡고 있는 발전소 '미토콘드리아'가 에너지를 만들어 공급하고 있는데, 갑상선에서 분비되는 호르몬은 신체의 에너지 생산 전체를 관리하는 일종의 '자동 조절 장치'입니다. '갑상선'은 뇌의 시상하부(視床下部)와 뇌하수체(腦下垂體), 부갑상선(副甲狀腺), 생식기의 성선(性腺)과 연계해 작용하는 기관으로, 이 중 하나라도 이상이 발생하면 내분비계 전체에 영향을 미쳐 에너지가 제대로 생산되지 않습니다.

신체 각각의 세포에는 세포막이 있는데, 이 세포막에는 다른 곳에서 분비된 호르몬을 혈액을 통해 받아들이는 수용체가 있습니다. 성장촉진 호르몬인 '에스트로겐'과 갑상선 호르몬이 서로 사이좋게 균형을 이루며 동일한 출입문으로 들어가는데, 이를 '경합(競合)한다'라고 표현합니다.

그런데 성장촉진 호르몬인 '에스트로겐'이 어떤 이유로 과잉으로 들어와 세력이 월등하게 강해지면 상대적으로 세력이 약해진 갑상선 호르몬이 수용체로 들어가지 못하게 됩니다. 몸속에서 이처럼 호르몬 균형이 붕괴되면 체온조절에 지장이 생겨 손발이 차가워지거나 상체는 열이 나지만 하체가 차가운 냉증(冷症)으로 진행됩니다. 냉증은 남성보다 여성 쪽이 훨씬 더 심한데, 그 이유는 여성은 남성보다 성장촉진 호르몬의 영향을 많이 받으며, 열을 유발하는 근육량이 적기 때문입니다.

건강한 사람들의 체온은 평균 섭씨 36.5~37도이지만 냉증이 있는 저체온증의 사람은 36도 이하입니다. 체온이 1도만 내려가도 신체의 신진대사 활동이 약 12퍼센트나 약해지며, 면역력은 30퍼센트나 떨어집니다. 이처럼 체온이 낮아 신진대사 활동이 약해지면 에너지를 생산하는 세포 속의 발전소 '미토콘드리아'가 제대로 작동하지 않고 에너지 부족으로 노폐물 배출이 신속하게 진행되지 않기 때문에 비만으로 진행됩니다.

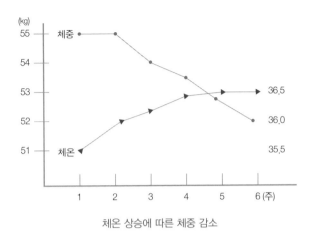

체온 상승에 따른 체중 감소

위 도표에서 알 수 있듯이 체온이 올라갈수록 상대적으로 체중이 줄게 돼 있습니다. 그러므로 날씬한 몸매를 유지하기 위해서는 아침에 일어나자마자 체중계로 올라갈 것이 아니라 체온부터 체크해보면서 체온을 올려주는 자연 건강법과 천연식품에는 어떤 것들이 있는지 곰곰이 생각해보는 것이 좋습니다.

● **축산용 항생제의 폐해**

항생제는 "인류를 세균의 공포로부터 해방시켰다"고 할 만큼 기적의 약품으로 불리기도 했습니다. 전 세계 축산분야에서도 "항생제가 질병 치료 및 예방과 생산성 향상에 기여한 바가 크다"고 하지만 "항생제와 비만은 밀접한 관계가 있다"고 하면 모두 고개를 갸우뚱합니다.

대한민국 농림축산검역본부 세균질병과에서 발표한 〈국내 축산 분야 항생제 판매 및 내성 현황〉의 '가축 및 수산용 항생제 판매 현황'을 검토해보면 축산용 항생제 총판매량은 2007년까지 약 1,500톤 정도였지만 2008년부터는 점차 감소해 2013년에는 약 820톤으로 감소했습니다.

가축 종류별 항생제 판매량은 소는 약 5~8퍼센트, 돼지는 47~57퍼센트, 닭은 18~22퍼센트, 수산용은 15~26퍼센트를 차지해 돼지용으로 가장 많이 판매됐습니다. 수산용은 2010년 이전까지 20퍼센트 이하였지만 2011년부터는 약 25퍼센트로 점차 증가 추세를 나타내 가두리 양식장에서의 사용량이 증가했음을 알 수 있습니다.

이처럼 가축과 가두리 양식장에 사용한 항생제를 사람이 음식을 통해 섭취하면 우리 몸속에서는 어떤 현상이 발생할까요? 항생제와 비만이 어떻게 직접적인 관련이 있는지에 대해, 미국의 신경과 의사인 '데이비드 펄머터' 박사는 그의 저서 《브레인 메이커(Brain Maker)》(2015년 출판)에서 "항생물질은 내분비를 교란시키는 화학물질이며, 신진대사에도 작용해 비만을 촉진한다"고 했는데, 이를 구체적으로 언급하면 다음과 같습니다.

"항생제를 가축에 사용하면 지방을 축적해 체중을 늘리는 역할을 담당하는 세균, '피르미쿠테스'가 증가한다. "가축이든 사람이든 항생물질을 섭취하면…(중략)…비만을 유발하는 세균만이 살게 된다"고 언급했습니다. 또한 "항생물질의 사용으로 발생 위험도가 높아지는 것은 과잉행동발달장애(ADHD), 천식, 과체중, 당뇨병이며, 이러한 질환들로 인해 치매, 우울증, 자살, 불안증이 발생한다"고 했습니다 ('피르미쿠테스'균이 왜 비만을 일으키는지에 대해서는 93페이지 참조).

의학 지식이 부족한 우리가 반드시 알아둬야 할 상식으로는 항생제가 병원균인 바이러스는 죽이지 못하지만 각종 세균을 죽이는 데는 뛰어난 약품이라는 점입니다. 항생제는 세균성 질병인 폐결핵, 장티푸스, 콜레라와 같은 질병에는 탁월한 효과를 발휘하는 약물입니다. 따라서 사람 몸속에 사는 매우 유익한 세균인 유산균과 비피두스균까지 모두 죽여 없애버리고, 항생제에 내성이 생긴 몸에 해로운 세균만을 증가시키는 역할을 합니다.

많은 사람이 독감에 걸렸을 때, 의사로부터 독감 바이러스와는 아무 관련이 없는 항생제까지 처방받아 복용하고 변비로 고생하는 것은 바로 이러한 이유 때문입니다. 저도 과거에는 독감에 걸려 병원에 갈 때마다 항생제 처방을 받아 변비로 고생한 적이 한두 번이 아니었습니다. 몸이 조금만 아파도 병원으로 달려가는 사람들은 반드시 알고 있어야 할 상식입니다('변비'가 왜 비만과 관련이 있는지는 161쪽 참조).

● 노폐물의 배출을 방해함

앞서 언급한 젊은이들 외에도 몸이 뚱뚱한 사람들과 악수를 하면 의외로 손이 차가운 사람이 많은 것은 그들이 동물성 단백질을 과다 섭취하는 것과도 밀접한 관련이 있습니다. 동물성 단백질은 산성 식품에 속하기 때문에 우리 몸을 차갑게 합니다.

우리 몸을 따뜻하게 유지하려면 각종 장기와 세포에서 생산된 에너지를 운반하는 혈액이 원활하게 순환돼야 합니다. 체중 감소에 방해가 되는 노폐물을 원활하게 배출하기 위해서는 적혈구가 낱개로 분리돼 있어야 합니다. 둥근 원반 모양의 적혈구는 마이너스 전기를 띠고 있기 때문에 자석이 같은 극끼리 만나면 서로 밀어내듯 적혈구끼리 만나면 들러붙지 않게 설계돼 있습니다. 그런데 플러스 전기를 띤 물질이 적혈구와 적혈구 사이에서 접착제 역할을 하면 자석이 쇠붙이를 끌어당기듯 서로 달라붙습니다.

즉, 적혈구는 낱개의 진주알처럼 뿔뿔이 흩어져 있어야 하는데, 접착제 역할을 하는 동물성 단백질과 당화물질을 과다 섭취하면 적혈구들이 엽전 꾸러미처럼 한데 뭉쳐 모세혈관을 제대로 통과하지 못하게 됩니다. 적혈구의 주된 역할은 모세혈관을 통과하면서 산소와 영양소를 공급한 후 노폐물을 수거해 정맥혈관을 통해 배출하는 것인데, 이러한 기능을 발휘하지 못하면 노폐물이 계속 쌓이므로 체중이 증가할 수밖에 없습니다.

● 발암물질이 많이 발생함

'당화물질(糖化物質)'을 다른 말로는 '종말당화산물(終末糖化産物)'이라고 하며, 영어로는 'Advanced Glucation End Products(AGE, AGEs)'라고 합니다. 당화물질에는 이제까지 들어보지도 못한 '아크

릴아마이드, 과산화지질, 헤테로사이클릭아민(HCA), 다환방향족탄화수소(多環芳香族炭化水素, PAH)' 등의 이물질이 포함되는데, 이들은 모두 건강에 나쁜 영향을 미치는 해로운 물질입니다.[6]

이 중에서 '과산화지질(過酸化脂質)'은 식물성 기름인 불포화지방산이 공기와 접촉해 산화된 기름인데, 이들은 인체의 가장 기본 단위인 세포의 노화(산화)를 촉진하는 물질로, 특히 튀김이나 볶음요리에 많이 포함돼 있습니다. 그리고 '아크릴아마이드, HCA, PAH' 등은 강력한 발암물질로 알려져 있습니다.

단백질과 당질(糖質)이 포함된 쌀밥을 120도 이상의 프라이팬으로 구우면 갈색의 누룽지가 되는데, 이때 발생하는 것이 당화입니다. 전 세계의 수많은 학자들이 당화물질은 수증기로 찌거나 물을 이용해 조리하면 발생하지 않지만, 기름을 이용한 튀김요리·볶음요리, 직불구이, 숯불구이, 전자레인지와 전기오븐을 이용한 조리에서 많이 발생한다고 발표했습니다. 또한 식품공장에서 제조하는 대부분의 가공식품은 120도 이상의 고온에서 생산된 것이므로 건강을 생각한다면 가능한 한 먹지 말아야 합니다.

다음 자료는 미국 마운트사이나이대학교의 논문을 정리한 것입니다. 닭가슴살 90그램을 섭씨 100도로 조리한 경우의 당화물질을 1,000kU로 상정하면 다음과 같습니다.

---

6. '당화물질'이란, 더 당화될 수 없는 최후의 물질을 말합니다.

≪ 섭씨 177도의 로스구이는 4,300

≪ 섭씨 225도의 직불구이는 5,250

≪ 섭씨 180도의 튀김구이는 6,700

≪ 섭씨 230도의 오븐구이는 9,000

로스구이는 4.3배, 직불구이는 5.2배, 기름에 튀긴 것은 6.7배, 오
븐구이는 9배나 더 많은 당화물질이 발생했습니다. 조리 온도가 177
도 → 225도 → 230도로 높아질수록 당화물질이 많이 발생하는데,
특이한 점은 180도의 기름에 튀긴 음식에는 225도에서 조리한 직불
구이보다 무려 30퍼센트나 더 많이 발생했습니다.

이처럼 고온에서 조리한 식품에는 혈액순환을 방해하는 당화물질
이 많이 포함돼 있으므로 아무리 칼로리를 정확히 계산해 다이어트
를 해도 그 기간이 끝나면 또다시 체중이 증가할 수밖에 없습니다.

단백질 제대로 소화하기

많은 사람이 '단백질'을 섭취하면 그대로 우리 몸에 흡수돼 단백질
이 되는 것으로 알고 있습니다. 하지만 단백질은 음식을 통해 섭취하
면 일단 낱개의 진주알처럼 하나하나 분해돼 소화 · 흡수될 필요가
있습니다. '단백질'이란 원래 50개 이상의 아미노산이 결합해 구성된

분자가 큰 물질을 가리키는데, 마치 50개 이상의 진주알로 구성된 진주목걸이처럼 길게 이어져 있다고 생각하면 됩니다. 이렇게 분자가 큰 물질이 소화·흡수되기 위해서는 여러 단계의 소화 과정을 거쳐 소장의 흡수 세포에 도달했을 때 아미노산이 1개의 진주알처럼 낱개 수준으로 분해돼야 소장에서 흡수됩니다.

단백질의 소화 과정을 살펴보면 음식을 통해 섭취한 단백질은 입에서는 거의 소화되지 않고 위장에서부터 소화되기 시작합니다. 소화의 첫 단계로는 위장에서 강력한 위산에 의해 약간 둥근 형태의 입체 구조가 허물어지는데, 이를 '변성(變性)'이라고 합니다. 밀가루 반죽을 뭉쳐 물속에 넣어두면 시간이 지날수록 허물어지는 것처럼 변형됩니다.

특히 '산(酸)'이나 '뜨거운 열'에 의해서는 변성되기 쉬운데, 마치 달걀을 프라이하면 변색·변형되는 것처럼 색깔과 형태가 바뀝니다. 위산에 의해 변성된 단백질을 위장에서 분비되는 단백질 소화효소인 '펩신'이 아미노산 연결 고리에 가위질해 10~50개 정도 연결된 형태로 대충 분해합니다. 이렇게 변성·분해된 단백질은 본래의 형태로 되돌아갈 수 없습니다.

여기서 유의해야 할 점은 날것으로 먹는 단백질 자체에는 소화효소가 살아 있으므로 위장에서 가위 역할을 하는 단백질 분해효소인 '펩신'이 많이 분비되지 않아도 위장 속의 섭씨 37도 환경에서는 빨리 분해돼버린다는 것입니다. 그렇지만 고기를 불에 구우면 음식 자체에 포함된 소화효소가 파괴돼 제기능을 발휘하지 못하므로 몸에서 단백질 분해효소를 많이 공급해줘야 소화되기 시작합니다. 이처럼 불에 익힌 음식의 소화에는 우리 몸에서 소화효소를 많이 공급해줘야 하므로 그만큼 많은 에너지를 빼앗기게 돼 식곤증이 발생하고, 그로 인해 노화가 촉진되는 것입니다.

위장에서 1차적으로 대충 분해된 단백질이 십이지장으로 내려가면 또 다른 소화효소인 '트립신'이 췌장에서 분비돼 10개 이상 연결된 아미노산을 2~3개 정도 연결된 짧은 단위로 가위질합니다. 이렇게 2차적으로 소화된 단백질은 다음 소화 단계인 소장으로 옮겨갑니다.

2~3개 정도 연결된 단백질의 아미노산 덩어리가 소장에 도달하면 소장에서 분비되는 또 다른 소화효소에 의해 1개 단위의 아미노산으로 절단(분해)돼 낱개로 흡수됩니다.

위와 같은 일련의 소화 과정을 거쳐 영양소가 몸속으로 흡수되지만 위장·십이지장·소장에서 소화효소가 제대로 분비되지 않으면 아미노산이 낱개로 분해되지 않고 5~10개씩 뭉치게 됩니다. 그렇게 되면 정상적인 영양소가 아니기 때문에 흡수되지 않습니다. 이로 인해 각종 유해균의 먹이가 되고, 영양소를 흡수하는 소장의 내벽에 상처가 생겨 구멍이 뚫려 있는 경우, 그곳으로 흡수돼 각종 염증과 알레르기 및 비만을 일으키는 원인 물질이 됩니다.

입을 통해 들어온 동물성 단백질이 소화되기 위해서는 앞서 언급한 것처럼 먼저 위장에서 '펩신'이라는 효소에 의해 대충 분해돼야 합니다. 하지만 반찬을 너무 싱겁게 조리해 먹으면 소금 부족으로 인해 위장에서의 위산이 제대로 분비가 되지 않기 때문에 위장의 수소 이온농도가 내려가지 않아 단백질 분해효소인 '펩신'이 제기능을 발휘하지 못합니다. 이로 인해 제대로 소화되지 못한 단백질이 위장에 오랫동안 정체됩니다.

사람의 평균 체온은 섭씨 36.5도이지만 건강한 사람의 위장 내부 온도는 여름 날씨처럼 37도입니다. 소장으로 내려가지 못한 음식물이 위장에서 뜨거운 열기로 인해 부패해 가스가 차면 화산이 폭발하듯 트림과 함께 식도로 올라와 '역류성 식도염'을 발생시킵니다. 음식을 먹을 때마다 소화가 제대로 안 돼 '역류성 식도염'이 발생하는 것은 바로 이러한 현상 때문이라는 것이 밝혀졌습니다.

너무 싱겁게 먹은 탓에 위산 부족으로 인해 위장의 수소이온농도가 낮아지지 않으면 위장 위쪽의 입구 문이 제대로 닫히지 않아 역류성 식도염이 쉽게 발생하며, 위장 아래쪽의 출구가 열리지 않아 음식물이 십이지장 쪽으로 내려가지 않게 됩니다.

그런데도 많은 사람은 '역류성 식도염'이 발생하면 '위산 과다'로 오인해 제산제(制酸劑)를 처방받아 복용하곤 합니다. 하지만 아무리 오랫동안 제산제를 복용해도 상황은 조금도 나아지지 않습니다. 근본적인 문제는 반찬을 너무 싱겁게 먹기 때문에 발생하는 것입니다. '위산(胃酸)'은 염산(鹽酸)이기 때문에 그 재료인 염분(鹽分)을 충분히 섭취하면 이러한 현상은 저절로 해결됩니다. 그런데도 일부 사람들은 소금을 적게 섭취해야 고혈압에 걸리지 않는다는 이유로 천연 소금조차 섭취하지 않고 있습니다. 가까운 지름길이 있는데도, 고장난 내비게이션에 의존하며 엉뚱한 길로 운전하는 사람과 다를 바 없어 참으로 안타깝습니다.

또한 동물성 단백질의 최대 약점은 식이섬유가 전혀 없는 것이기 때문에 과다 섭취하면 만병의 근원인 '변비'가 발생하기 마련입니다. 소장과 대장은 식이섬유가 있어야 꿈틀운동에 의해 대변이 정체되지 않고 항문을 통해 신속하게 배출되는데, 식이섬유가 부족하면 변비뿐 아니라 비만으로까지 이어집니다. 그 진행 과정을 정리하면 다음과 같습니다.

《 변비 발생 → 장 속 환경 부패 → 비만세균 증가 → 비만으로 이어짐
《 변비 발생 → 장 속 유해균 증가 → 장 속 환경 부패 → 독성 암모니아
　발생 → 소장에 염증 발생 → 소장에 구멍이 뚫림 → 소화가 잘되지 않
　은 불필요한 물질이 흡수됨 → 혈액이 끈적끈적해짐 → 혈액순환이 나
　빠져 세포에 영양이 제대로 공급되지 않음 → 세포 기능 약화로 해독
　작용 불가능 → 각종 질병으로 이어짐

소장에서는 단백질 분자가 낱개의 진주알처럼 1개 단위로 분해돼 있어야 흡수됩니다. 위장에서 제대로 분해되지 않은 동물성 단백질이

소장으로 옮겨지면 소장에서 분비되는 또 다른 소화효소로도 제대로 분해되지 않아, 염증으로 인해 구멍이 뚫린 소장을 통해 불필요한 이물질이 혈액으로 흡수됩니다.

그렇게 되면 면역세포가 이물질을 적군으로 여겨 정상적인 세포까지 과잉 공격해 '자가 면역질환'이 발생하므로 아토피성 피부염·류머티즘 관절염을 비롯해 온갖 질병으로 이어집니다.

4 __ 비만 예방에 탁월한 식이섬유

저에게 "비만을 예방하는 데 가장 중요한 것은 무엇인가?" 하고 질문하면 조금도 망설이지 않고 "식이섬유를 많이 섭취하는 것이 지름길입니다"라고 대답합니다. 사실 모든 질병의 시작은 식이섬유 부족으로 시작된다 해도 과언이 아닙니다.

식이섬유는 동물성 식품에는 전혀 포함돼 있지 않고 복합 탄수화물과 채소 및 과일에 다량으로 포함돼 있는데, 물에 잘 녹는 '수용성(水溶性) 식이섬유'와 잘 녹지 않는 '불용성(不溶性) 식이섬유' 두 종류가 있습니다. 식이섬유에 대한 일반적인 견해는 "과일·채소·해조류에는 식이섬유가 포함돼 있으므로 많이 먹을수록 몸에 좋다, 변비를 없앤다"는 정도만 알고 있습니다. 하지만 다음과 같은 뛰어난 역할로 체중 감소를 돕고 있습니다.

● 포만감을 빨리 느끼게 한다

백미나 밀가루로 된 음식을 간식으로 먹었는데도 금세 배가 고파지는 경우가 있을 것입니다. 이는 바로 식이섬유가 대부분 제거된 단순 탄수화물 식품이기 때문입니다. 식이섬유가 부족한 음식은 위장에서 머무는 시간이 아주 짧아 포만감을 느끼지 못합니다. 식이섬유가 풍부한 음식은 위장이 아니라 대장에서 소화되므로 위장에 머물러 있는 시간이 깁니다. 예를 들어 식사 전에 양배추를 샐러드로 먹은 후에 식사하면 금세 포만감을 느낄 수 있어 비만 예방에 안성맞춤입니다. 샐러드는 포만감뿐 아니라 인체에 필요한 비타민과 미네랄 및 항산화물질까지 공급하는 매우 유익한 식품이므로 다이어트를 위해서는 가장 먼저 챙겨야 하는 식품입니다.

● 기름진 음식의 지방 흡수를 늦춘다

지인들과 식사를 하다 보면 어떤 사람은 오로지 고기나 생선회만 먹는 경우가 있습니다. 그들에게 "왜 채소는 안 먹습니까?"하고 물으면 "채소로 쌈을 싸서 함께 먹으면 본래의 맛을 느낄 수 없다"고 합니다. 일리가 있는 말이지만 이러한 식습관이 비만으로 가는 지름길이라는 것은 모르고 있는 것입니다.

식이섬유는 위장에서 소화되지 않고 대장까지 직행하는 성질이 있으며, 흡수력도 좋아 고기와 함께 섭취한 지방 성분도 함께 쓸어가는 빗자루 역할도 합니다. 그리고 탄수화물과 지방이 소장에서 천천히 흡수되도록 방해하는 역할을 하므로 비만 예방에 안성맞춤입니다.

● 악성 콜레스테롤 수치를 낮춰 혈관질환을 예방한다

신체의 모든 세포를 보호하는 세포막에는 콜레스테롤이 존재하는데, 이러한 콜레스테롤이 필요할 경우, 인체는 필요에 따라 합성합니다. 굳이 섭취하지 않아도 되는 콜레스테롤은 모든 동물성 식품에 포함돼 있습니다. 하지만 식물성 식품에는 콜레스테롤이 전혀 포함돼 있지 않을 뿐 아니라 오히려 낮추는 역할을 합니다. 만약 고지혈증으로 고민하고 있다면 동물성 식품을 멀리하고 식물성 식품 위주로 전환해야 합니다.

식이섬유는 동물성 식품에 포함된 불필요한 콜레스테롤이 몸으로 흡수되지 않도록 깨끗이 청소하는 빗자루 역할을 합니다. 또한 소장에서 지방이 흡수될 때는 담즙산이 도우미 역할을 하는데, 도우미 역할이 끝난 담즙산을 식이섬유가 흡수해 배출시켜주므로 대장암 예방과 다이어트에도 탁월한 효과가 있습니다. 특히 과일과 콩에 포함된 끈적끈적한 수용성 식이섬유가 가장 효과가 크므로, 건강과 다이어트를 위해서는 매일 많은 양의 과일과 콩밥을 먹는 것이 굉장히 중요합니다.

● 장 속의 유익균을 늘리고 비만세균을 줄인다

인체의 소장과 대장에는 1,000종류 이상의 세균이 살고 있는데, 이들 중에서 유익한 역할을 하는 세균들의 먹이는 '식이섬유', 해로운 역할을 하는 세균들의 먹이는 제대로 소화되지 않은 '동물성 단백질'입니다. 유익한 역할을 하는 유산균과 비피두스균은 인체에 필요한 비타민 B군 모두를 합성할 뿐만 아니라 비만세균으로 알려진 '피르미쿠테스균'의 개체수를 줄이는 역할도 합니다.

즉 장 속에 사는 유익한 세균의 개체수가 늘어나면 해로운 역할의 세균들의 세력이 약해지고, 해로운 세균들의 세력이 강해지면 유익한 세균들의 개체수가 줄어듭니다. 마치 시소처럼 오르락내리락하는 것입니다. 비만세균으로 알려진 '피르미쿠테스균'도 해로운 세균에 속하므로 이러한 세균의 세력을 약화시키기 위해서는 유익한 세균의 먹이인 식이섬유를 많이 섭취해야 합니다.

● 혈당 수치를 낮추고 지방을 만들지 않는다

식이섬유가 유산균이나 비피두스균에 의해 분해돼 흡수되면 소화기 계통의 장벽을 보호하는 '무틴'이라는 물질이 생성됩니다. '무틴'은 장을 보호하기 위해 장벽에 생긴 일종의 담장 역할을 하므로 포도당 · 과당 · 지방과 같은 영양소의 흡수 속도가 느려집니다. 따라서 혈당 수치가 완만하게 올라가고 인슐린이 적게 분비돼 포도당을 지방으로 전환하는 속도도 느려지기 때문에 다이어트에 유익한 역할을 합니다.

물에 잘 녹는 '수용성 식이섬유'는 끈적끈적한 젤리 형태가 돼 인체에 불필요한 독성 물질(수은, 비소, 각종 첨가물, 잔류 농약)과 완전 소화되지 못한 물질을 흡착해 대변과 함께 배출시키는 역할을 함으로써 각종 질병을 예방하는데, 이를 정리하면 다음과 같습니다.

《 비만 예방

《 담석증 예방

《 당뇨병 예방

《 고혈압 예방

《 심장질환 예방

《 고지혈증 예방

《 뇌혈관질환 예방

《 각종 독성 물질 배출

'불용성 식이섬유'는 수분을 머금으면 10배 이상 팽창되기 때문에 대장의 꿈틀운동이 활발해지고 대변 배출량이 증가해 대변 통과 시간이 짧아집니다. 따라서 장 속이 부패하지 않으므로 치질, 두통, 용종, 게실, 하지정맥류 등이 예방되는데, 이를 정리하면 다음과 같습니다.

《 비만 예방

《 변비 해소

《 치질 예방

《 두통 예방

《 고혈당 예방

《 용종·게실 예방

《 하지정맥류 예방

《 중금속 배출로 각종 질병 예방

그림 1의 화살표는 대장에 대변이 정체돼 가해지는 압력으로 '게실(憩室)'이 발생하는 과정을 나타내는 것이고, 그림 2의 화살표는 대변이 정체되지 않고 원활하게 배출될 뿐만 아니라 각종 유해물질도 함께 배출되는 과정을 나타낸 것입니다.

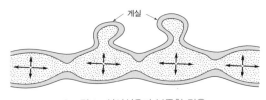

: 그림 1 - 식이섬유가 부족한 경우

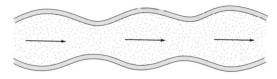

: 그림 2 - 식이섬유가 충분한 경우

5 _ 다이어트를 위한 건강한 식단

신신 식품 위주로 식사하자

"다이어트와 건강하게 장수하기 위한 식단은 어떻게 구성하는 것이 가장 좋은가?"라는 질문을 받으면 저는 언제나 다음 식단 중에서 자신에게 적합한 것을 선택해 21일 동안 실천할 것을 권합니다.

사례 1

≪1주일에 하루는 밥을 전혀 먹지 않고 신선한 샐러드와 과일 주스만 먹는 것을 원칙으로 하되, 과일을 주스로 만들어 먹을 수 없다면 과일 그대로 먹어도 된다.

《아침과 점심에는 신선한 주스나 과일 또는 샐러드만 먹는다.

《저녁에는 샐러드, 발아현미＋잡곡＋쥐눈이콩을 먹되, 반찬의 80퍼센트는 날것을 먹는다.

《아침과 저녁에는 신선한 주스나 과일 또는 샐러드만 먹는다.

《점심에는 샐러드, 발아현미＋잡곡＋쥐눈이콩을 먹되, 반찬의 80퍼센트는 날것을 먹는다.

《아침에는 신선한 주스나 과일 또는 샐러드만 먹는다.

《점심과 저녁에는 샐러드, 발아현미＋잡곡＋쥐눈이콩을 먹되, 반찬의 80퍼센트는 날것을 먹는다.

위의 사례 중에서 자신의 환경에 알맞은 것을 선택해 21일 동안만 실천하면 '혀'에서 맛을 느끼는 미뢰세포(味蕾細胞)가 완전히 교체돼, 자연히 가공식품과 패스트푸드를 멀리하게 됩니다. 21일 주기로 교체되는 미뢰세포의 센서가 되살아난 덕분에 다이어트에 도움이 되지 않는 식품을 배척하는 것입니다.

병원에서의 수술, 장거리 운전, 맑은 정신으로 글을 쓰는 일, 인생의 진로를 결정하는 중요한 공부나 시험, 회사에서의 중대한 업무 추진 등 주로 정신 활동을 많이 하는 사람에게 꼭 추천하고 싶은 식생활입니다. 뒤에서 다시 언급할 미국의 심장외과 전문의 '마이클 드베키' 박사의 식생활이기도 합니다.

단순 탄수화물 위주의 식사를 하면 소화·흡수를 위한 대량의 에너지 소모로 인해, 식후 30분 ~ 1시간이 지나면 졸음이 옵니다. 출근할 때 버스나 전철에서 정신없이 졸고 있는 사람 중에는 대부분 어젯밤에 과음·과식을 했거나 잠을 적게 잔 사람도 있지만, 아침에 단순 탄수화물과 불에 익힌 반찬 위주의 식사를 한 사람도 있습니다. 그리고 점심 식사 후 잠깐 졸고 나면 약간 기분이 좋아지지만 사실 완전히 회복되지는 않습니다.

아침에 신선한 채소나 과일 주스 또는 과일을 먹으면 이상할 정도로 정신이 맑고 졸음이 오질 않습니다. 또한 점심에도 밥 대신 과일만으로 대체하면 혈당 수치의 극심한 변동이 없기 때문에 정신 활동도 매우 안정적으로 할 수 있어서 기억력 향상에 많은 도움을 줍니다. 그뿐만 아니라 몸속의 독소 배출에 이보다 더 좋은 방법은 없다고 생각합니다.

오늘부터 당장 실천해보면 그 효과를 실감할 수 있습니다. 예를 들면 밤늦게까지 공부하는 자녀를 기특하게 여겨 라면이나 달콤한 빵과 같은 단순 탄수화물 위주의 음식을 제공하는 것은 "이걸 먹고 빨리 자거라!"라는 뜻입니다. 하지만 이와 반대로 "맛있는 과일을 먹고 쉬엄쉬엄하거라!" 하고 권하는 부모야말로 참으로 지혜로운 부모라

할 수 있습니다. 밀린 업무를 추진하느라고 밤늦게까지 일하는 사람에게도 마찬가지입니다.

하루의 일과가 끝난 저녁에는 혀를 즐겁게 하는 맛있는 음식보다 몸에 좋은 음식을 선택해 먹는 것도 스트레스를 푸는 데 도움이 됩니다. 체중도 줄이고 맑은 정신으로 힘차게 일하기 위해서는 하루에 한두 끼 정도 샐러드나 과일 위주의 식생활을 하는 것은 건강을 유지하면서 날씬한 몸매를 가꿀 수 있는 지름길이라고 생각합니다.

1주일에 하루는 내 몸도 대청소하자

사회생활을 하려면 때로는 본인이 원하지 않는 식사를 할 경우가 많습니다. 집에서 하는 식사 외에는 대부분 화학조미료, 방부제, 화학물질, 건강을 해치는 소금과 기름이 첨가돼 있기 마련인데, 이러한 물질들은 신체에 받아들여서는 안 되는 이물질입니다. 이러한 이물질들이 몸속에 저장되는 곳은 지방세포입니다. 지방세포에 불필요한 이물질들이 쌓이면 우울증, 두통, 불안, 초조, 폭력적인 성향으로 진행된다는 영양학자들의 논문은 수없이 많습니다.

이처럼 나쁜 역할만 하는 이물질들을 몸에서 추방하기 위해서는 어떻게 하는 것이 좋을까요? 가장 먼저 지방세포에 축적된 지방을 줄여야 합니다.

신체의 모든 기능이 제대로 작용하기 위해서는 제일 먼저 탄수화물로 생성된 포도당이 필요합니다. 탄수화물을 인체의 필요량보다 적게 섭취하면 인체는 필요한 에너지를 얻기 위해 지방세포에 저장된 지방을 분해해 에너지로 활용하도록 설계돼 있습니다. 그렇게 되면 자연히 체중도 줄어들 뿐 아니라 몸에 불필요한 이물질들도 배출되기 마련입니다.

따라서 오랫동안 지방세포에 저장된 이물질들과 지방을 줄이려면 1주일에 하루는 인체를 대청소하는 날(cleansing day)로 정해 실천하는 것도 좋은 방법입니다. 이날만큼은 온종일 신선한 식품 위주로 섭취하면서 탄수화물과 동물성 식품의 소화와 흡수에 사용돼야 할 에너지를 대청소하는 쪽으로 활용하는 것입니다. 즉, 신체의 각종 기관에 1일 휴가를 줘 해독과 손상된 세포의 수리 및 복구에 충당할 수 있도록 하는 것입니다.

사람이 하루도 쉬지 않고 365일 일만 하면 어떤 현상이 나타날까요? 몸은 피로에 지쳐 있을 것이고, 마음은 스트레스로 인해 감정이 폭발하고 말 것입니다. 달력에는 매주 하루는 일하지 말고 쉬라는 뜻으로 빨간색으로 표시돼 있습니다. 우리 신체의 각 기관도 휴식을 취해야 합니다. 이처럼 자연의 법칙을 거스르지 않는 것이 진정한 다이어트라고 할 수 있습니다.

주말에 하루나 이틀을 쉬고 나면 많은 활력과 에너지를 충전해 월요일부터 새로운 각오로 활기차게 업무를 수행할 수 있듯 신체의 각

기관도 이와 다르지 않습니다.

인체를 대청소하는 날에 유의해야 할 점은 과일을 먹을 때는 한 가지 종류만 먹는 것입니다. 예를 들어 여름철이라면 오전에는 복숭아, 낮에는 수박, 저녁에는 참외를 먹는 것입니다. 과일마다 알칼리·산(酸)·수분·당분이 다르며 소화와 흡수하는 시간도 다른데, 이들을 한꺼번에 혼합해 먹으면 위장에서 발효돼 역효과를 초래하므로 절대로 한꺼번에 혼합해 먹으면 안 됩니다. 그러나 채소로 된 샐러드는 과일과 함께 먹어도 상관없습니다. 채소는 탄수화물이든, 지방이든, 단백질이든 어떤 음식에나 잘 어울려 소화되는 만능 식품입니다.

반찬의 80퍼센트는 날것으로 먹는다

직업에 따라 오전에 일을 마무리하고 오후에 느긋하게 쉬어야 할 경우에는 점심때 몸에 좋은 음식을 먹되, 반찬의 80퍼센트는 날것으로 조리해 먹는 것이 좋습니다. 물론 외식을 하는 경우에는 불가능하지만 집에서는 조금만 노력하면 가능합니다.

암환자들에게 '거슨 요법(Healing the Gerson Way)'으로 유명한 '막스 거슨' 박사는 생식(生食)과 화식(火食)의 비율을 70:30, 효소 영양학을 50년 동안 연구해 발표한 '에드워드 하우엘' 박사는 75:25의 비율로 섭취할 것을 권하고 있습니다. 하지만 최근에 밝혀진 영양학에서는

80:20의 비율로 섭취할 것을 권장하고 있는데, 그 이유는 불로 조리한 음식을 20퍼센트 이하로 섭취하면 백혈구 세포가 급증하지 않는다는 것입니다.

독자 여러분도 이미 알고 있듯이 백혈구는 면역시스템의 파수꾼입니다. 인체에 해로운 이물질이 들어오면 백혈구(과립구, 림프구, 단구)가 급증해 이들을 격퇴시킨 후 사멸되는데, 이때 인체에 해로운 활성산소가 추가로 발생합니다. 우리가 숨을 쉴 때마다 소모되는 산소의 2~3퍼센트 정도가 활성산소로 남게 되는데, 엎친 데 덮친 격으로 활성산소가 추가로 발생한다는 것은 바람직한 식생활이 아닙니다.

활성산소가 지나치게 많이 발생하면 인체의 가장 기본 단위인 세포의 막(膜)이 산화(酸化)돼 노화가 촉진되는 결과를 초래하는데, 대표적인 질환은 '류머티즘 관절염'입니다. 그래서 21세기 최신 영양학에서는 가능하면 날것 위주의 식생활을 권하고 있습니다. 우리가 신경 써서 반찬의 80퍼센트를 날것으로 조리해 섭취하더라도 밥과 국은 불로 조리한 것이므로 전체적으로 보면 생식은 50~60퍼센트에 불과합니다.

일본에서는 한때 세균이 무섭다고 생각한 사람들이 모든 음식을 불로만 조리해 먹는 '현미 가열 채식 그룹(玄米加熱菜食グループ)'이라는 건강 동호회가 있었습니다. 이 그룹의 한 젊은 엄마는 아이가 이유식을 시작한 1년 6개월째부터 현미밥에 된장국, 불에 익힌 채소, 볶음요리 등 모든 음식을 불로 조리한 식품만 먹였습니다. 아이의 엄

마는 오로지 '세균 배척'에만 초점을 맞춘 식생활을 강요했던 것입니다. 그 결과, 1년 정도 지났을 무렵에 발육부진으로 'O'자 형으로 다리가 굽는 구루병을 앓게 돼 병원 신세를 지고 말았습니다.

사실, 아무리 좋은 비타민과 미네랄이 풍부한 식품이라도 불로 조리하면 대부분의 효소와 영양소가 파괴되고 일부는 산성 식품으로 변질되는데, 이러한 식품을 2~3일도 아니고 1년 내내 매일 먹었으니 아무리 완벽하게 설계된 인체라도 고장 날 수밖에 없습니다. 우리 주변에서도 수십 년 동안 대부분의 음식을 불로 조리해 먹기를 좋아하는 사람들의 피부를 관찰해보면 윤기가 없을 뿐만 아니라 축 처져 있는 것을 볼 수 있습니다.

주름이 없는 팽팽한 피부, 노년에도 갈색 반점과 검버섯이 없는 깨끗한 얼굴, 각질이 발생하지 않아 화장이 잘 받는 피부, 류머티즘 관절염이 없는 매끄러운 손은 활성산소를 제거해주는 신선한 식품인 채소와 과일을 많이 먹는 사람들만이 누리는 행복입니다. 이러한 방법이 사실인지 아닌지 독자 여러분이 주변 사람들의 식생활을 살펴보고 직접 실천해보면 금세 알 수 있습니다.

현미＋잡곡＋콩, 체지방 감소의 공로자

저는 다이어트와 아름다운 피부를 원하는 사람에게는 발아현미(30)＋

잡곡 또는 고구마(20) + 쥐눈이콩(50)을 섭취하도록 권장하는데, 이렇게 제안하면 대부분은 깜짝 놀랍니다. "아니, 이렇게 많은 콩을 먹어야 하나요?" 이제까지 콩밥을 한 번도 먹어보지 않은 사람은 놀랄 만도 합니다. 남녀노소 누구나 콩을 매우 사랑해야 할 몇 가지 이유가 있는데, 구체적으로 설명하면 다음과 같습니다.

먼저, 미국의 '책임 있는 의학을 위한 의사 위원회'라는 단체는 독자적으로 다이어트를 위해 다음과 같은 식단을 추천하고 있습니다.

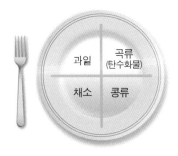

* 책임 있는 의학을 위한 의사 위원회 추천 식단

그림에서는 고기와 유제품, 기름, 설탕이 빠져 있고, 그 대신 콩이 포함돼 있습니다. 콩은 탄수화물, 지방, 단백질, 식이섬유, 비타민, 미네랄, 항산화물질이 골고루 포함된 영양 만점의 다이어트 식품입니다. 특히 콩에는 12종류의 '이소플라본(Isoflavones)'이 포함돼 있는데, 일부는 여성 호르몬 '에스트로겐'과 거의 비슷한 구조로 돼 있어, 여성 호르몬과 같은 역할을 함으로써 갱년기 장애 증상을 완화하거나 유방암·자궁암과 같은 암 억제 효과를 나타내는 것으로 알려져 있습니다. 따라서 어렸을 적부터 콩 식품을 많이 먹은 여성에게서는 유방암이나 자궁암 발생 확률이 매우 낮다는 것이 수많은 학자의 논문으로 증명됐습니다.

이러한 결과는 장 속에 사는 세균이 콩 식품의 항산화물질 '이소플라본'을 사용해 '에쿠올(Equol)'을 만든 덕분입니다. 이러한 사실은 1984년 미국의 신시내티대학교의 '케네스 세첼' 박사팀에 의해 최초로 밝혀진 이후, 세계 각국의 학자들이 이를 뒷받침하는 수많은 논문을 발표했습니다.

장 속에 사는 세균이 여성 호르몬 에스트로겐과 비슷한 구조의 에쿠올을 많이 만들수록 여성 호르몬의 작용이 활성화된다는 것입니다. 에쿠올은 폐경기 직전에 여성 호르몬이 과잉일 경우에는 그 작용을 억제하고, 폐경기 이후 부족할 경우에는 그 작용을 촉진해 암 예방뿐 아니라 탄력성 있는 피부를 유지하게 합니다. 위와 같은 작용으로 인해 현재까지 밝혀진 것을 정리하면 다음과 같습니다.

《 항산화 작용

《 골다공증 예방

《 고지혈증 개선

《 동맥경화 예방

《 피부 노화 예방

≪갱년기 증상 개선

≪대사증후군 개선

≪전립선질환 예방

≪뇌경색, 심근경색 예방

저는 위와 같은 콩 식품의 유익한 점을 알고 있기 때문에 '홀리스틱 영양 지도사'로서 영양에 관해 조언할 때는 으레 "콩 식품이 고지혈증과 대사증후군을 비롯해 다양한 갱년기 증상 개선에 한몫한다"고 알려줍니다. 여성들 대부분은 왜 그러한 작용이 있는지 궁금해 하므로 이해를 돕기 위해 '콩 단백질'에 대해 더욱 구체적으로 설명하겠습니다.

기름진 음식을 먹으면 소화를 위해 간에서 '담즙산'이 만들어져 분비되는데, 이 담즙산의 재료가 콜레스테롤입니다. 담즙산은 자신의 역할이 끝나면 신속히 배출돼야 하는데, 콩단백질과 식이섬유가 부족하면 재흡수되는 과정에서 대장암을 유발하기도 합니다. 콩단백질은 담즙산에 들러붙어 함께 배출되는 성질이 있고, 담즙산과 함께 배출되면 간에서는 더 많은 콜레스테롤을 이용해 담즙산을 만들어야 하기 때문에 콜레스테롤 수치가 줄어듭니다. 이로 인해 고지혈증, 동맥경화, 대사증후군, 뇌경색, 심근경색과 같은 혈관 계통 질환의 예방과 개선을 할 수 있는 것입니다.

콩에는 '베타 콩글리시닌(β-conglycinin)'이 포함돼 있어서 중성지방 감소에도 한몫하고 있는데, 특히 장에서 지방이 흡수되는 것을 억제하는 역할을 합니다. 실제로 콩을 많이 섭취하는 그룹과 그렇지 않은 두 그룹으로 분류해 실험했을 때, 똑같은 분량의 음식을 섭취했을 때 콩 식품을 많이 먹은 쪽의 중성지방이 줄어들었다는 보고가 있습니다.

콩 식품이 체중 감소에 어느 정도의 효과가 있는지, 2012년 캐나다 토론토의과대학 영양학과 연구팀의 발표한 내용을 소개합니다. 과체중 또는 비만(평균 BMI 32)인 성인 40명을 두 그룹으로 나눠 8주 동안 A그룹은 500킬로칼로리를 줄이는 칼로리 제한 식사를 하도록 했으며, B그룹은 평소처럼 칼로리 제한을 하지 않는 식사를 하되 1주일에 다섯 컵의 콩(황색 완두콩, 병아리콩, 렌즈콩)을 섭취하도록 했습니다. 8주 후 칼로리를 제한하지 않고 콩을 많이 섭취한 B그룹에서도 효과가 나타났는데, 칼로리를 제한한 A그룹처럼 체중 감소는 물론, 콜레스테롤·혈당 수치·인슐린 조절에 많은 변화가 나타났습니다.

여기서 중요한 점은 칼로리를 제한해 체중을 줄이기 위해 스트레스를 받을 것이 아니라 칼로리를 제한하지 않고 콩 식품을 많이 섭취하는 것이 훨씬 좋다는 것을 알 수 있습니다. 과체중과 제2형 당뇨병으로 고민하는 사람들에게는 매우 반가운 소식임이 틀림없습니다.[7]

---

7. 좀 더 자세한 내용은 구글의 검색창에 다음 내용을 입력하면 확인할 수 있습니다. 〈Mollard RC, Luhovyy BL, Panahi S, Nunez M, Hanley A, Anderson GH. Regular consumption of pulses for 8 weeks reduces metabolic syndrome risk factors in overweight and obese adults. Br J Nutr. 2012;108 Suppl 1:S111 – 22〉

이처럼 콩 식품은 악성 콜레스테롤을 감소시키는 탁월한 역할로 인해 혈관질환(심근경색, 뇌경색, 동맥경화)이 예방되며, 중성지방도 감소시켜 체중도 줄어들기 마련입니다. 날씬한 몸매와 건강 두 마리의 토끼를 잡고 싶으면 반드시 콩 식품을 사랑하기를 적극적으로 권합니다.

서민들의 의사, 양배추

저는 위장질환으로 고민하는 사람에게는 으레 "식사하기 전에 반드시 양배추 샐러드를 드세요"하고 적극적으로 권하곤 하는데, 양배추는 위장 장애뿐 아니라 다이어트에도 매우 유익한 식품입니다.

'의학의 아버지'라 불리는 '히포크라테스'는 양배추를 가리켜 "복통과 설사의 특효약"이라고 평가했고, 고대 그리스의 수학자이자 철학가인 '피타고라스'는 자연 건강법을 실천한 경험으로 "기운을 돋우며, 마음을 평온하게 해주는 식품"이라고 평가했습니다. 유럽에서는 양배추를 가리켜 '가난한 서민들의 의사' 또는 '위궤양에는 양배추'라는 말이 널리 통용될 정도로 인기가 있는 식품입니다. 또한 미국 국립암연구소에서 발표한 항암식품 1순위에 양배추가 포함돼 있습니다.

이처럼 많은 사람에게 인기가 높은 이유는 항암 효과가 뛰어나다는 비타민 C, 피로 회복에 좋다는 비타민 B군, 면역력을 향상시켜 준다는 비타민 A의 전구물체가 풍부하기 때문입니다. 양배추에는 100 그램당 비타민 C가 40밀리그램, 비타민 K가 76마이크로그램 포함돼 있습니다. 성인의 하루 필요량은 비타민 C가 60밀리그램, 비타민 K가 65~80마이크로그램이므로 하루의 필요량을 충족할 정도입니다.

또한 궤양성 치료에 탁월한 효과를 발휘하는 비타민 U는 피부를 팽팽하게 하며, 세포의 신진대사에 필요한 핵산(核酸)을 생성해 신진대사를 촉진하는 역할을 합니다. 바다에서 생산되는 파래에는 양배추보다 60배나 더 많은 양이 함유돼 있다고 알려졌지만, 뜨거운 열에 약하기 때문에 효과를 거두려면 양배추이든 파래이든 날것으로 먹어야 합니다.

실제로 위궤양과 비만으로 고민하는 사람에게 식사하기 전 반드시 양배추 샐러드 섭취를 권한 결과, 위궤양이 개선된 것은 물론, 6개월 만에 체중이 10킬로그램이나 줄었습니다. 생된장, 생들기름, 과일로 만든 소스와 함께 먹으면 더욱 효과가 좋은데, 특히 생된장에는 살아 있는 유산균이 많기 때문에 장 속의 비만세균을 줄이고 유익한 세균을 증강하는 효과가 있습니다.

양배추는 여러 가지 효능으로 인해 서민들이 좋아하는 식품이지만 평소에 즐겨 먹지 않던 사람이 날것이나 주스로 먹을 경우, 사람에 따라 호전반응이 나타날 수도 있습니다. 그래서 어떤 사람은 오로지 익혀서만 먹고 날것으로는 전혀 먹지 않는 경우도 있는데, 호전반응이 나타나면 조금씩 양을 늘려가면서 1개월 동안만 참고 꾸준히 섭취하면 뱃살이 점점 줄어들고 몸에서 기운이 나는 것을 경험할 수 있습니다.

중성지방을 감소시키는 초절임마늘과 초절임양파

'마늘'은 미국 국립암연구소에서 발표한 항암식품 1순위 중에서 가장 앞에 올 정도로 항암작용이 뛰어난 식품이지만 냄새 때문에 일부 사람들에게 인기가 없습니다. 그런데도 김치를 비롯해 각종 한국요리에 사용되는 인기 식품으로, 그 장점을 열거하면 두꺼운 백과사전보다 더 많을 정도입니다.

다이어트와 건강에 관심이 많다면 '생마늘'과 '초절임마늘'의 차이점을 알아두는 것이 많은 도움이 됩니다. 먼저 생마늘에는 '알리인(Alliin)'이라는 항산화물질이 포함돼 있는데, 마늘에 상처를 내거나 강판에 갈면 '알리신(Allcin)'으로 바뀌며 자극성이 강한 마늘 특유의 냄새를 풍깁니다.

1994년 '체스터 카발리토'라는 화학자가 마늘의 '알리신'이 항생제 페니실린이나 테트라사이클린보다 훨씬 더 강력한 항생물질임을 밝혀냈는데, 그 이유는 알리신이 세균 속으로 들어가 단백질을 분해하고 그 기능을 억제하기 때문입니다. 사실 마늘의 항균력은 70여 가지가 넘는데, 그중에서도 결핵균, 장티푸스균, 헬리코박터균과 같은 세균의 생육을 억제할 정도로 그 효능이 대단합니다.

'알리신'의 또 다른 특징은 비타민 B1의 흡수 및 이용률을 향상시켜 체력 회복에 도움을 주는데, 몸속에서 비타민 B1과 결합하면 '알리티아민(Allithiamine)'이라는 물질을 생성해 비타민 B1과 같은 역할을 합니다. 비타민 B1은 탄수화물이 에너지로 전환될 때 반드시 필요한 영양소로, 비타민 B1이 부족하면 탄수화물 대사가 제대로 이뤄지지 않아, 피로 물질인 젖산이 쌓여 쉽게 피곤해지고 체력도 떨어집니다.

따라서 비타민 B1의 역할을 하는 '알리신'이 포함된 마늘을 먹으면 체력 회복 등에 도움이 됩니다. '알리신'으로 인해 새로 생성된 '알리티아민'은 오랫동안 혈액 속에 남아 신진대사가 원활하게 작용하는 데 도움을 줍니다.

이러한 효능이 있는 마늘을 식초로 냉장고에서 1개월 정도 숙성시키면 색깔이 황금색으로 변색되며 냄새가 줄어들어 먹기 좋은 '초절임마늘'이 됩니다. 이처럼 낮은 온도에서 숙성시킨 초절임마늘에는 생마늘에 없는 새로운 물질 '에스 알리시스테인(S-Allylcysteine)'이 포함돼 있어, 강력한 항산화 작용을 합니다.[8]

또한 콜레스테롤 합성을 저해하는 작용을 해 혈중 콜레스테롤과

---

8. 참고로, 초절임마늘에는 천연의 순수한 사과식초나 감식초를 사용해야 적혈구가 파괴되지 않습니다. 시중에서 유통되는 대부분 사과식초는 합성된 것이 많으므로 건강식품 전문매장에서 사는 것이 좋습니다.

중성지방을 감소시키므로 체중이 줄어듭니다. 그로 인해 고지혈증, 동맥경화, 고혈압 등 혈관질환 예방에 많은 도움을 주고 있는데, 다음과 같은 효능이 인정됐습니다.

《 치매 예방
《 각종 암 예방
《 고혈압 예방과 개선
《 동맥경화 예방과 개선
《 심장질환 예방과 개선

인체의 장 속에는 음식을 조금만 먹어도 살이 찌게 하는 '비만세균'과 좀처럼 살이 찌지 않게 하는 '유익한 세균'이 살고 있는데, '비만세균'의 세력이 강해지면 '유익한 세균'의 세력이 약해지고, '유익한 세균'의 세력이 강해지면 '비만세균'의 세력이 약해집니다.

날씬한 몸매와 건강을 유지하기 위해서는 비만세균의 개체수를 줄이고 '유익한 세균'을 증가시켜야 하는데, 그렇게 하는데 한몫하는 식품이 초절임양파입니다. 올리고당이 많이 포함된 초절임양파를 꾸준히 섭취하면 무리하지 않고도 체중을 줄이는 데 도움이 됩니다. 하지만 초절임양파만을 섭취하라는 것은 아닙니다. 하루에 필요한 양은 1개 정도입니다.

무, 천연 소화제 겸 해독제

예로부터 "무를 즐겨 먹는 집안에는 위장병 환자가 없다"고 합니다. 무가 이렇게 좋은 평가를 받는 이유는 무에 포함된 디아스타아제(diastase)와 아밀라아제(amylase)는 탄수화물, 옥시다아제(oxydase)라는 소화효소는 단백질을 잘 소화시켜주며, 속쓰림, 위산과다, 위하수증, 숙취에 많은 도움을 주는 식품이기 때문입니다. 따라서 다이어트를 위해서는 식사 때마다 반드시 식탁에 있어야 하는 존재입니다.

주방에서는 어떤 고기나 생선과도 잘 어울리는 식품으로 무와 함께 요리하면 각종 고기 냄새와 생선의 비린내를 없애주며, 또한 식중독 걱정도 없어집니다. 그리고 생선을 불에 구우면 발암물질인 '벤조피렌'이 형성되는데, 무에 함유된 '옥시다아제'라는 소화효소가 '벤조피렌'을 분해합니다. 무 껍질에는 모세혈관을 튼튼하게 해 뇌혈관질환을 예방하는 비타민 P가 풍부하며, 또한 비타민 C가 제대로 기능하도록 돕는 역할을 하는데, 열과 빛에 약한 것이 단점입니다.

과거의 횟집에서는 영양학에 관한 깊은 지식이 없는데도 무를 채로 썰어 놓고 그 위에 생선회를 얹어 내놓았습니다. 이것은 생선에 포함된 독성을 제거하기 위한 것으로, 선조들의 지혜에 감탄하지 않을 수 없습니다. 그런데 오늘날 횟집에서는 무슨 화학물질로 만들었는지 알 수 없는 것 위에 생선회를 얹어 내놓습니다. 가능하면 '무채 위에 생선회'를 얹어 내놓는 것이 좋습니다.

1590년 중국에서 발간된 《본초강목》에는 "무로 만든 생즙은 소화 촉진과 해독 효과가 있고, 오장을 이롭게 해 몸을 가볍게 하고 피부가 고와진다. 또 가래 제거 및 기침과 각혈을 멎게 하고, 아랫배를 따뜻하게 해 설사도 다스린다"고 돼 있습니다. 1613년에 발간된 《동의보감》에는 "무가 오장의 나쁜 기운과 소화불량을 없애는 데 가장 빠른 채소이다"라고 기록돼 있고, 1697년 일본에서 발간된 《본조식감(本朝食鑑)》에는 "무는 가래를 제거해주며, 면류·생선·술·두부의 독성을 제거한다"라고 기록돼 있습니다. 무의 효능에 대해 언급하자면 백과사전 한 권으로도 부족합니다. 무는 다이어트와 건강을 위해 반드시 섭취해야 할 식품입니다.

견과류, 체지방을 줄이는 지원군

제가 다이어트를 위해서는 견과류를 먹는 것도 좋다고 조언하면 많은 사람은 '견과류＝고칼로리 식품'을 연상하며 부정적인 반응을 보입니다. 그렇게 생각하는 것도 일리가 있는데, 그 이유는 견과류에는 다량의 지방이 포함돼 있어 섭취하기만 하면 모두 지방으로 전환되는 것으로 알고 있기 때문입니다.

하지만 견과류를 많이 섭취할수록 날씬해진다는 통계가 있습니다. 미국에서 1976년에 11개 주에서 86,016명의 30~55세의 여성

간호사들을 대상으로 한 '간호사 건강 연구(Nurse's Health Study)'라는 역학조사를 한 결과가 발표됐는데, 이해하기 쉽게 정리하면 다음과 같습니다.

견과류 섭취량에 따른 체중 변화

견과류를 먹는 횟수	참여 인원(명)	체질량지수
거의 먹지 않는다	29,899	24.8
주 1회, 또는 월 1~3회	43,948	24.3
매주 2~4회	7,746	23.8
매주 5회 이상	4,423	23.4

견과류를 매주 5회 이상 섭취한 사람들의 체질량지수가 거의 먹지 않는 사람들보다 1.4포인트나 내려갔습니다. 왜 견과류를 많이 섭취하면 날씬해지는 것일까요?

전 세계 생산량의 80퍼센트를 차지하는 미국의 아몬드는 매우 인기 있는 견과류입니다. 아몬드에는 지방이 약 54퍼센트, 탄수화물이 20퍼센트, 단백질이 19퍼센트 포함된 식품인데, 특히 오메가9 계열의 지방산이 35퍼센트, 포화지방산이 4퍼센트, 기타 지방산이 15퍼센트 정도 포함돼 있습니다. 이 중에서 오메가9 계열의 지방산은 비타민, 미네랄, 항산화물질과 함께 작용해 체중 조절에 가장 중요한 호르몬인 '테스토스테론'의 역할을 돕는 것으로 알려져 있습니다.

또 다른 사례로는 〈Nutrition Journal〉 2012년 4월 3일 온라인판에 게재된 내용을 들 수 있습니다. 견과류를 먹으면 체지방 함량이 높아 체중 증가로 이어질 수 있다고 널리 인식되고 있는 상황에서 피스타치오 다량 섭취가 체중, 혈압, 혈당, 인슐린에 미치는 영향을 조사한 것입니다.

다음은 중국 인민병원 내과에서 대사 증후군을 앓고 있는 사람들 90명을 세 그룹으로 나눠 매일 다량의 피스타치오를 제공한 결과입니다. A그룹은 매일 42그램, B그룹은 70그램, C그룹은 하루 권장량을 12주 동안 섭취하도록 했습니다.

12주 후의 결과는 "견과류 피스타치오 섭취가 체중 증가를 촉진시킬 수 있다는 우려에도 불구하고, 대사 증후군을 앓고 있는 중국인들이 다량의 피스타치오를 12주 동안 매일 섭취해도 체중이 증가하거나 허리둘레 비율이 증가하지 않았다"였습니다.[9]

체중 감소에 유익한 역할을 하는 오메가9 계열의 지방산이 많이 포함된 견과류는 다음과 같습니다(단위는 100그램당 퍼센트).

《 마카다미아 59

《 아몬드 35

《 피스타치오 31

《 캐슈너트 28

《 땅콩 24

---

9. 이에 대한 좀 더 자세한 논문 내용은 구글 검색창에 다음 사항을 입력하면 확인할 수 있습니다. 〈Wang X, Li Z, Liu Y, Lv X, Yang W. Effects of pistachios on body weight in Chinese subjects with metabolic syndrome. Nutr J. 2012;11:20〉

《 브라질너트 21

《 잣 20

《 참깨 19

《 해바라기 13

《 호두 10

이 중에서 '캐슈너트'와 '땅콩'은 산성 식품에 속하므로 많이 섭취하는 것은 권하지 않습니다. 비탈길을 힘들게 오르는 사람을 앞에서 끌거나 뒤에서 밀어주면 힘들지 않고 갈 수 있는 것처럼 견과류를 섭취하면 수월하게 체지방을 감소시킬 수 있으므로 적극적으로 섭취할 것을 권합니다.

노폐물을 청소하는 버섯과 해조류

식물성 식품에만 포함돼 있는 식이섬유는 많이 섭취할수록 비만과 대사증후군을 예방하는 매우 유익한 역할을 한다고 언급한 적이 있습니다. 식이섬유가 가장 많이 포함된 식품으로는 목이버섯, 표고버섯, 해조류가 단연 으뜸인데, 구체적으로 언급하면 다음과 같습니다 (단위는 100그램당 퍼센트).

● 버섯 종류

《(말린)목이버섯 57.4

《(말린)표고버섯 41.0

《송이버섯 4.7

《표고버섯 3.5

● 해조류(말린 것)

《한천 74.1

《톳 43.3

《청파래 38.5

《김 36

《미역 35.6

《다시마 31.4

《갈파래 29.1

특히 단백질이 말린 표고버섯 100그램에는 19.3, 목이버섯에는 7.9, 해조류 김에는 41.4, 갈파래에는 22.1, 청파래에는 18.1, 미역에는 13.6퍼센트나 포함돼 있습니다.

버섯에는 '에르고티오닌(Ergothioneine)'이라는 항산화물질도 포함돼 있는데, 세포 속의 활성산소를 제거하고 항산화효소의 활성을 촉진해 세포의 노화를 방지합니다. 또한 단백질과 DNA의 파괴를 억제하고, '베타 아밀로이드'의 생성을 방지해 알츠하이머 치매를 예방 · 억제하는 역할을 한다고 학계에 보고돼 있습니다. 이처럼 건강에 탁월한 항산화물질이 포함된 버섯은 매일 조리해 먹어도 질리지 않는 매우 유익한 식품이므로 적극 추천합니다.

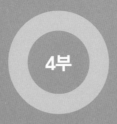

다이어트에 성공하는
Q&A

본문에서 다룬 내용 외에 최신 정보를 추가해 다이어트에 대한 궁금한 점을 해소할 수 있도록 Q&A 형태로 편집했습니다. 특히 표준 식단, 요요현상이 발생하지 않는 다이어트, 생식과 화식의 비율, 생식과 효소의 중요성, 그리고 주로 어떤 음식을 선택해 섭취해야 하는지에 대해서 간단명료하게 정리했습니다.

Q1 ≫ 다이어트와 건강을 위한 표준 식단이 있는가?
A ≫ 미국에는 2011년에 개정된 '마이 플레이트(My Plate)'가 있다.

1972년 스웨덴에서 농산물 파동으로 식자재값이 폭등하자 정부는 서민들이 필요한 영양소를 최대한 적은 비용으로 섭취할 수 있도록 1974년에 '푸드 피라미드(Food Pyramid)'를 처음 도입했습니다. 이것이 큰 호응을 얻자, 금세 인근의 유럽을 비롯해 전 세계로 퍼졌습니다.

암을 비롯해 심장병, 혈관질환, 당뇨병, 비만이 폭발적으로 증가한 미국에서도 이에 자극받아 미국 농무부(USDA)가 스웨덴 식단을 참고해 1992년 4월 28일에 '푸드 피라미드'를 발표했습니다. 미국 농무부가 미국인용 피라미드 작성 작업을 시작하던 1988년 당시 스웨덴의 심장병 발병률이 미국보다 높았다는 사실은 무시된 채로 작성됐습니다.

미국 정부가 발표한 4층으로 된 피라미드에는 6개 집단의 음식물을 영양소별로 분류해 각각의 권장량을 수록한 것으로, 가장 넓은 범

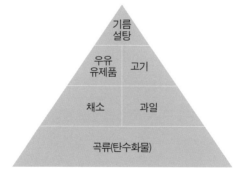

: 1992년에 발표한 '푸드 피라미드'

위의 1층은 곡류와 빵 등의 탄수화물, 2층은 채소와 과일, 3층은 단백질 위주의 유제품과 고기, 4층은 지방·오일·당류였습니다. 식단의 약 60퍼센트를 탄수화물로 채우고, 동물성 지방 섭취를 최소화하도록 권장한 이러한 지침은 미국은 물론 전 세계 자본주의 국가의 학교와 직장 및 가정 식단의 바이블처럼 여겨졌습니다.

미국인의 80퍼센트 정도가 '푸드 피라미드'의 지침에 따라 식생활을 한 결과 암 발생률은 줄어들었지만, 심장질환이 급증하고 20~75세 성인 중 65퍼센트가 과체중과 비만인이 되자, 음식물 섭취에 관한 의식 변화가 필요하다는 이유로 '푸드 피라미드'의 내용을 수정해 발표했습니다. 그리하여 2005년에는 1차 개정판인 '마이 피라미드(My Pyramid)'가 제시돼 개인별 연령과 활동량 등에 따라 12개 안으로 세분화됐고, 탄수화물은 도정하지 않은 통밀이나 현미로 할 것을 권장했습니다. '마이 피라미드'는 수직 분류법에 따라 모든 음식물을 골고루 섭취하되, 곡류 다음으로 과일과 채소를 많이 섭취하도록 권장하고 있으며, 지방과 당류의 섭취를 제한할 것을 강조하고 있습니다.

기존의 것과 달라진 점은 지상 4층으로 분리돼 있던 '푸드 피라미드'의 분류법을 수직으로 나눠 6개의 각기 다른 컬러의 막대기로 음식물의 중요성을 시각화했고, '마이 피라미드' 왼쪽에 사람이 계단을 걸어 올라가는 이미지와 '더욱 건강해지는 계단(Steps to Healthier You)'이라는 슬로건을 추가해 운동이 건강한 삶으로 가는 길임을 강조했습니다.

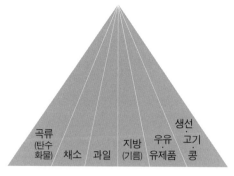
: 2005년에 발표한 '마이 피라미드'

또한 곡류는 도정하지 않은 통밀이나 현미를 절반 이상 섭취할 것, 채소와 과일은 다양한 종류를 많이 먹을 것, 과일 주스를 마실 것, 유제품은 칼슘이 많이 함유된 종류를 고를 것, 고기는 저지방 혹은 기름기 없는 것을 선택해 콩류와 함께 단백질 공급원으로 삼도록 권장하면서, 모든 가공식품은 영양 분석표를 반드시 확인해 포화지방산과 소금 섭취를 줄이도록 강조했습니다.

그런데도 비만과 생활습관병이 좀처럼 감소하지 않자, 심각성을 인식한 미국 정부는 2011년 6월 새로운 식사 가이드라인을 발표했는데, 즉 2005년부터 시행해오던 '마이 피라미드'를 파기하고, 새로운 '마이 플레이트(My Plate, 나의 접시)'를 발표했습니다. 이 영양식단은 미국 농무부와 '버락 오바마' 대통령의 부인 '미셸 오바마' 여사가 주도하는 아동 비만 퇴치단체 '레츠 무브(Let's Move)'가 함께 내놓은 것으로, 목적은 비만과 생활습관병을 예방·개선하기 위해서는 어떤 음식을 섭취하면 좋은지를 시각적으로 보여주기 위한 것이었습니다.

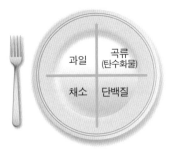

: 2011년에 발표한 '마이 플레이트'

    2005년의 '마이 피라미드'와는 많은 차이점이 있는데, 2011년에 새로 발표된 '마이 플레이트'는 둥근 접시를 4등분한 형태로 과거보다 훨씬 단순화했습니다. 특이한 점은 과거와 달리 채소와 과일이 절반을 차지했고, 나머지 절반은 통곡물과 건강에 좋은 단백질이 각각 4분의 1씩 차지했습니다. 기존 피라미드에서 곡물을 대표하던 빵이 사라졌고, '고기=단백질'이라는 고정관념을 깨기 위해 접시의 한쪽을 '고기' 대신 '단백질'로 표기했습니다. 그리고 지방·설탕·유제품은 접시 바깥 자리로 밀려나 있습니다. 미국 농부부의 발표에 따르면, '마이 플레이트' 권고를 가장 잘 따른 남성을 추적 관찰한 결과 향후 8~12년 동안 비만 심장질환, 암은 물론 각종 만성질환 발생률이 11퍼센트 감소할 것으로 나타났습니다.

    '마이 플레이트' 식단이 발표된 이듬해인 2012년 미국에서는 법률로, 사립학교 급식에서도 지방과 염분의 제한, 더 많은 과일과 채소 섭취, 곡류의 절반은 반드시 현미나 통밀로 해야 한다고 정했습니다.

더욱이 2014년부터는 학교 급식의 모든 밥은 반드시 현미나 통밀로 해야 한다고까지 정했습니다. 이처럼 미국에서는 20년이라는 짧은 기간에 식생활에 관한 엄청난 변화가 있었습니다.

또한 미국 워싱턴 D. C에는 1985년에 설립된 '책임 있는 의학을 위한 의사 위원회'는 2019년 현재, 식생활 개선으로 건강증진을 지향하는 세계적으로 저명한 의사 1만 2,000명과 각계각층에서 활약하는 지식인들 15만 명의 기부금으로 운영하는 비영리 단체입니다. 이곳에서 제시하는 정보는 모두 논문 심사를 거쳐 세계적으로 권위 있는 과학잡지에 실린 내용만 다루고 있는데, 이곳의 영양식단에는 고기와 유제품이 전혀 포함돼 있지 않습니다. 비만 해결과 건강을 위해서는 육식문화가 유행인 나라에서 양심적인 의사들이 제시하는 식물성 식품 위주의 식단에 유의해야 한다고 생각합니다.

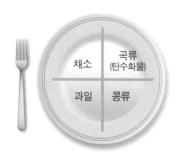

: 책임 있는 의학을 위한 의사 의원회 추천 식단

미국에서는 상류층의 유명 인사들 대부분과 할리우드 배우들이 날씬한 몸매를 유지하고 있는 것을 자주 볼 수 있는데, 이들은 바로 이러한 단체에 기부하면서 단체의 권유에 따라 식생활을 하고 있습니다. 저도 이곳에서 제공하는 최신 정보를 많이 활용하고 있습니다.

Q2 》》 비만인의 단식은 얼마 동안 가능한가?
A 》》 체중 207킬로그램인 사람의 경우, 1년이나 가능했다.

비만 치료를 위한 장기간 단식의 예로는 기네스북에 오른 스코틀랜드의 '엥거스 바비에리' 씨를 들 수 있습니다. 그는 비만 치료를 위해 영국 스코틀랜드 던디대학교 의과대학병원에 입원해 의사의 지속적인 지도를 받으며 382일 동안 다이어트를 했는데, 이와 관련된 논문을 요약하면 다음과 같습니다.

체중 207킬로그램인 27세의 '엥거스 바비에리' 씨가 1965년 6월부터 이듬해 7월까지 의사의 지도를 받으며 382일 동안 물, 홍차, 커피, 종합비타민, 운동만으로 다이어트한 결과 125킬로그램을 감량해 체중이 82킬로그램까지 줄어들었습니다. 단식으로 하루에 327그램씩 체중이 줄어든 셈인데, 생각보다 굶어도 살이 빠지는 속도는 대단히 느리다는 것을 알 수 있습니다. 1년 이상이나 식사를 하지 않아도 지방세포에 저장된 체지방만으로 에너지 공급이 충분했다는 것은 지방 1그램당 9킬로칼로리의 에너지를 생산할 수 있어 하루에 필요한 에너지 공급(327×9=2,943킬로칼로리)이 충분했기 때문입니다.

일본 NHK 방송국이 발행한《인체, 신비의 거대한 네트워크 2(人体, 神秘の巨大ネットワーク2)》(2018년 출판)라는 책에는 의사의 지도를 받아 단식하기 전후의 사진이 나와 있는데, 국내에서도 인터넷 검색창에 '기네스북 세계기록 382일 단식한 사나이'를 입력하면 그에 관한 자세한 내용을 확인할 수 있습니다.

다이어트를 위한 단식은 아니지만, 중국 구이저우(貴州)성 구이양(貴陽)의 탄광 붕괴로 갱도에 갇힌 광부 3명이 지하수를 마시며 25일을 버티다 구조된 사건이 있습니다. 또 다른 사례로는 1967년 8월 22일 충청남도 청양군 구봉광산 붕괴사고 때 김창선(당시 35세)씨가 지하수만 마시며 버티다 15일 8시간 35분 만에 극적으로 구조된 사건, 1995년 6월 29일 서울의 삼풍백화점 붕괴사고 때 매몰된 박승현(여 · 당시 19세) 씨도 물만 마시며 17일(377시간) 만에 구조된 사건도 있습니다.

하지만 비만 치료를 위해 장기간 물만 마시며 하는 단식은 반드시 전문가의 지도에 따라야 하며 함부로 실천하는 것은 추천하지 않습니다. 물에만 의존하는 단식은 혈액이 산성 쪽으로 기울어져 여러 가지 문제가 발생하기 때문에 전문가의 지도 없이 혼자 해서는 안 됩니다.

Q3 》》 탄수화물 제로의 황제 다이어트는 괜찮은가?
A 》》 생리학적 · 영양학적으로 매우 위험하다.

몸으로 흡수된 각종 영양소는 신체를 구성하는 재료가 되지만, 때로는 에너지를 생산하는 데 활용되기도 합니다. 신체의 구성 성분을 평균적으로 살펴보면 남성과 여성은 지방과 수분 함유량에서 많은 차이가 나는데, 특히 지방의 경우 여성은 남성보다 체지방이 훨씬 더 많다는 것을 알 수 있습니다.

신체 구성 요소

신체 구성 요소	성인 남성(퍼센트)	성인 여성(퍼센트)
수분(물)	60	50
지방	10~18	18~28
단백질	20	20
무기질(미네랄)	4	4
탄수화물(당질)	1 이하	1 이하

인간의 신체 구성 요소는 도표와 같지만, 탄수화물 · 지방 · 단백질과 같은 3대 영양소는 효소 작용에 의해 서로 전환되는 성질이 있습니다. 예를 들어 설탕이 많이 포함된 음식을 섭취하면 체중이 증가하는 이유는 과잉 섭취한 설탕이 몸속에서 지방으로 전환되기 때문입니다. 탄수화물이 지방으로 전환하는 것처럼 지방과 단백질도 포도당으로 전환돼 에너지로 활용할 수 있도록 설계돼 있습니다.

신체가 소모하는 에너지는 나이와 활동량에 따라 다르지만, 평균

적으로는 다음과 같습니다.

'뇌'의 무게는 신체에서 차지하는 비율이 2퍼센트에 불과하지만 소모하는 에너지는 약 20퍼센트, '간'의 무게는 신체의 1.5~2퍼센트인데도 에너지 소모는 27퍼센트, '신장'의 무게는 두 개 합해 겨우 260그램 정도지만 에너지 소모는 10퍼센트, 근육의 에너지 소모는 18퍼센트, 심장의 에너지 소모는 7퍼센트를 차지합니다.

심장에 필요한 주된 에너지원은 지방이지만, 나머지 에너지원은 주로 포도당이기 때문에 '포도당=탄수화물'이라는 공식만을 생각하면 탄수화물만을 섭취해야 합니다. 하지만 인체는 포도당만으로 살아가도록 설계돼 있지 않습니다. 전신주의 변압기가 고장 나 전기 공급이 중단되면, 비상용으로 준비해둔 손전등·비상등·촛불 등으로 불을 밝힙니다. 이와 마찬가지로 인체는 탄수화물 → 지방 → 단백질을 에너지로 활용하도록 설계돼 있지만, 제일 먼저 소모되는 것은 탄수화물입니다. 따라서 탄수화물 공급이 원활하지 않으면 지방이나 단백질을 분해해 에너지원으로 사용하도록 설계돼 있습니다.

《1차 에너지: 탄수화물 → 포도당 → 에너지

《2차 에너지: 지방(기름) → 지방산 → 에너지

《3차 에너지: 단백질 → 아미노산 → 에너지

1차 에너지원인 탄수화물 공급이 부족하면 2·3차 에너지원인

지방과 단백질을 에너지원으로 활용하기 때문에 체지방이 자연히 줄어들 수밖에 없습니다. 여기서 우리가 유의해야 할 점은 가장 빨리 체중을 줄이기 위해 탄수화물과 식이섬유를 전혀 섭취하지 않고 고지방·고단백 위주로 식사를 하게 되면 효과는 빨리 나타나지만 뜻하지 않은 장애물이 생깁니다. 즉, 혈액 속의 '알칼리와 산(酸)의 균형'이 무너져 혈액이 산성으로 기울어지면 우울증, 무기력함과 같은 증세가 나타납니다. 또한 신장에 엄청난 부담을 줘 신장 장애가 발생하고, 더 나아가 인공투석을 하게 되는 상황에 이를 수 있습니다.

하지만 식물성 식품에는 각종 영양소가 골고루 균형 있게 포함돼 있어 위와 같은 현상이 발생하지 않습니다. 예를 들어 복합 탄수화물에 속하는 콩(대두)에는 탄수화물이 약 28퍼센트, 지방이 19퍼센트, 단백질이 35퍼센트, 식이섬유가 17퍼센트, 각종 비타민과 미네랄이 골고루 포함돼 있어 완전식품이라고 할 수 있습니다. 따라서 요요현상이 없는 다이어트를 위해서는 현미+콩+잡곡처럼 비타민·미네랄·식이섬유가 풍부한 식품을 적당히 섭취하면서 단순 탄수화물이 아닌 복합 탄수화물 위주로 식생활을 개선해야 합니다.

왜냐하면 인체에는 포도당만이 에너지원이 되는 폐의 점막, 신경조직의 내막, 안구의 수정체, 혈관벽과 같은 네 군데의 장기가 있습니다. 뇌도 포도당을 영양원으로 하고 있지만, 포도당이 부족한 경우에는 지방과 단백질을 분해해 포도당을 만들어 활용하기 때문에 네 군데에는 포함되지 않습니다. 최신 영양학에 관한 지식이 부족한 사람들의 말만 믿고 고지방·고단백 위주의 식생활을 하는 '황제 다이어트'가 인체에 얼마나 해로운지는 오랜 세월이 지나 골다공증·신장 장애·신경통·폐기종(肺氣腫)·백내장을 비롯한 다양한 질병이 발생한 후에 알게 됩니다.

황제 다이어트를 하려면 항상성유지기능(恒常性維持機能)이라는 시스템에 대한 이해가 필요합니다. 인체는 수소이온농도가 7.35~7.45인 매우 좁은 범위의 약한 알칼리성 체질입니다. 산성 식품인 동물성 단백질만 섭취하면 혈액이 이 범위를 벗어나 산성 쪽으로 기울게 됩니다. 이 경우, 서둘러 산성을 중화하지 않으면 생명이 위험해집니다.

이를 방지하기 위해서는 강력한 항산화물질인 칼슘·마그네슘과 같은 알칼리성 미네랄이 많이 필요한데, 이러한 미네랄이 대량으로 저장된 곳은 뼈와 치아뿐입니다. 따라서 뼈와 치아에서 칼슘이 빠져나올 때 마그네슘도 덩달아 빠져나와 자연히 골다공증으로 이어지며 신장에도 엄청난 부담을 주게 됩니다. 신장 장애로 투석하는 사람들 중에는 과거에 동물성 단백질을 지나치게 많이 섭취한 사람도 포함돼 있습니다.

Q4 》복부지방 흡입수술은 괜찮은가?
A 》자연의 법칙에 어긋나며 생명이 위험하다.

체지방을 줄이는 다이어트에는 다양한 방법이 있기 마련입니다. 대형 서점에는 200여 종류의 다이어트 책이 진열돼 있는데, 이는 바로 다이어트 방법에도 200여 종류가 있다는 것으로 이해할 수 있습니다.

최근 이상한 다이어트가 유행하는데, 그것이 바로 병원 의사의 도움을 받아 '지방 흡입 수술'을 받는 것입니다. 그러한 수술을 받던 사람들이 종종 사망했다는 뉴스를 텔레비전을 통해 접할 때마다 저 역시 충격을 받곤 하는데, 2010년 12월 11일의 SBS 방송사 뉴스 중 복부지방 흡입술을 받다 사망한 소식을 정리하면 다음과 같습니다.

"경기도 고양시의 한 피부과 병원에서 어제(10일) 오후 2시 반쯤 온몸마취를 한 후 복부지방 흡입수술을 받던 46세의 여성이 숨졌는데, 담당 의사는 경찰에서 '심장 박동기에 혈압과 맥박이 정상으로 나와 몸에 이상이 생긴 줄 몰랐고 수술이 끝난 후에야 숨진 것을 알았다'고 진술했습니다. …(중략)… 지난해 9월 부산의 한 성형외과에서 복부지방 흡입수술을 받은 50대 여성이 중태에 빠졌다가 겨우 목숨을 건졌습니다. 지난 2007년 8월에는 서울의 한 성형외과에서 복부지방 흡입수술을 받다 환자가 숨지는 사고까지 일어났던 만큼 복부지방 흡입수술에 대한 각별한 주의가 필요합니다."

이러한 뉴스 외에도 복부지방 흡입수술을 받는 도중에 사망하거나 후유증에 시달린다는 뉴스를 종합하면 백과사전보다 더 두꺼운 책이 되겠지만, 몇 가지의 더 끔찍한 보도 내용을 정리했습니다.

《2012년 1월 경기도 성남시 남성전문병원에서 '복부지방 흡입술'을 받은 40대 남성이 복부 통증과 복부 팽만 증상으로 대형 병원으로 옮겨

졌지만, 패혈증 등으로 사망

《2013년 5월 서울의 한 성형외과에서는 허벅지 지방 흡입수술을 받은 19살 여학생이 수술 부위가 감염돼 괴사하는 수술 부작용을 겪었는데, 수술을 진행한 의사는 성형외과 의사가 아닌 가정의학과 전문의 였음

《2014년 3월에는 서울 강남구 신사동의 M성형외과에서 복부지방 흡입술을 받은 후 코 성형수술을 받으려던 30대 여성이 갑자기 호흡곤란 증세를 보여 대형 병원으로 옮기던 중 사망

위와 같은 방법은 높은 산을 오를 때 한 발자국씩 오르려고 하지 않고, 고장 난 헬리콥터를 타고 정상에 오르려다 추락해 사망한 것과 다를 바 없습니다. 모든 사물의 결과에는 원인이 있기 마련인데, 그 원인을 제거하려 하지 않고 오로지 결과만을 추구하다 발생한 슬픈 사연들입니다. 날씬한 몸매를 유지하는 것을 지나치게 단순하게 생각한 것이지요.

> **Q5 》》 칼로리 제한 다이어트가 실패하는 이유는 무엇인가?**
> **A 》》 반드시 요요현상이 발생한다.**

다이어트 중에서 가장 실패율이 높은 것은 '기한을 정하고 하는 칼로리 제한 다이어트'입니다. 이러한 다이어트는 제한된 칼로리 이내라면 무엇을 먹든 상관없다는 오해를 갖게 해 먹어서는 안 되는

패스트푸드나 인스턴트식품까지 먹게 만들며, 건강 유지에 필요한 영양소를 제대로 섭취하지 못해 부작용이 발생하기도 합니다.

칼로리 제한 식생활을 하면 마치 겨울잠을 자는 동물처럼 신체 리듬이 바뀝니다. 겨울잠을 자는 동물은 겨울철에는 아무것도 먹지 않고 신체에 저장된 지방을 연소시켜 에너지로 활용하기 때문에 겨울이 오기 전에 잔뜩 먹어 체지방을 비축합니다.

우리 신체도 끊임없이 에너지를 소모하기 때문에 필요한 에너지가 공급되지 않으면 그 동물들처럼 에너지를 사용하지 않고 비축하려는 쪽으로 방향을 전환합니다. 이처럼 신체는 지방을 비축해두기 위해 많은 식사량을 요구하게 되는데, 다이어트 기간이 끝나자마자 게걸스럽게 먹게 되는 이유가 바로 여기에 있습니다.

또한 신체는 필요한 에너지를 요구하고 있는데 정신적으로는 적게 먹으려고 하기 때문에 신체와 정신력 사이에 갈등이 생겨 일종의 스트레스로 작용하면, 스트레스를 풀기 위해 다이어트를 포기하고 한꺼번에 많이 먹어버리기도 합니다. 그리하여 칼로리 제한 다이어트를 한 사람들의 90퍼센트 이상이 과거의 체중으로 되돌아가곤 합니다.

어린아이가 위험한 물건을 손에 들고 있는 것을 본 부모는 어떻게 해야 할까요? 지혜로운 부모라면 아이가 좋아하는 음식을 보여주면서 가까이 오라고 손짓해 위험한 물건을 집어 던지고 부모 곁으로 달려오도록 만들 것입니다. 다이어트도 이와 똑같습니다. 신체가 요구하는 비타민과 미네랄은 공급하면서 체지방을 감소시키는 방법을 동원해야 다이어트에 성공할 수 있습니다.

다이어트에 성공하기 위해서는 실패하기 쉬운 칼로리 제한 식사를 포기해야 합니다. 무엇보다 소화에 에너지를 많이 빼앗기는 아침식사 대신 알칼리성 식품인 신선한 주스나 과일 또는 샐러드를 먹으며 노폐물 배출에 필요한 에너지·영양소·수분을 공급해야 합니다. 신선한 식품에 포함된 영양소는 신체를 구성하는 재료가 되고 수분은 인체의 노폐물을 씻어내는 정화제와 같은 역할을 합니다. 물을 많이 마신다고 해서 노폐물이 제거되는 것은 아닙니다. 노폐물을 씻어내는 물에는 비타민·미네랄·항산화물질·오메가3 지방산·수용성 식이섬유와 같은 각종 영양소가 듬뿍 들어 있어야 합니다.

절대로 실패하지 않는 다이어트를 위해 아침에 주스나 과일, 샐러드를 먹는 것이 좋다고 권하면 대부분 사람은 실행에 옮기기도 전에 배가 고파 못할 것 같다고 지레짐작합니다. 그렇게 생각하는 것도 무리는 아닙니다. 하지만 신선한 식품에는 하루에 필요한 에너지 생산과 소모에 윤활유 역할을 하는 비타민·미네랄이 듬뿍 들어 있기 때문에 며칠만 계속하면 이상하리만큼 배고픔과 피로를 모르고 맑은 정신으로 활동할 수 있습니다. 시작한 지 얼마 안 돼 배가 고프면 오전 중에 주스나 과일을 한 번 더 먹는 것이 좋습니다. 한 가지 유의해야 할 점은 식품공장에서 가공한 주스와 통조림 과일은 유통 과정에서 곰팡이가 생기지 않도록 강력한 열·방부제·화학물질로 처리된 산성 식품이므로 그러한 효과는 기대하지 않는 것이 좋다는 것입니다.

하지만 당뇨병으로 인해 약물을 복용하거나 신장 장애가 있는 경우에는 의사의 지도를 받는 것이 현명합니다. 왜냐하면 신장 장애로 인해 칼륨 배출이 원활하지 않을 때는 심한 부작용이 발생하기 때문입니다.

수십 년 동안 익숙해진 식생활, 더구나 부모로부터 영향을 받은 식생활을 하루아침에 바꾸는 것은 결코 쉬운 일이 아닙니다. 다이어트에 관한 정확한 지식을 갖고 과감하게 실천하지 않으면 날씬한 몸매와 건강은 저절로 굴러들어오지 않습니다.

Q6 》 칼로리를 제한하지 않아도 성공한 다이어트가 있는가?
A 》 채식 위주의 식생활은 반드시 성공한다.

2006년 미국 조지워싱턴대학 연구팀이 제2형 당뇨병 환자 99명을 미국 당뇨병협회의 지침에 따라 식생활을 하는 A그룹 50명과 완전 채식 위주의 B그룹 49명으로 나눠 22주 동안 실험했습니다.

미국 당뇨병협회 지침 식생활과 채식 위주의 식생활 비교

구분	A 그룹	B 그룹
체중 감소	3.1kg	6.5kg
당화혈색소 감소	0.56%	0.96%
콜레스테롤 감소	10.7%	21.2%
당뇨병 치료제 감소	50명 중 13명	49명 중 21명

22주 후 미국 당뇨병협회의 지침에 따라 칼로리를 제한한 A그룹

에서는 평균 3.1킬로그램의 체중 감소와 10.7퍼센트의 콜레스테롤 수치가 감소했지만, 칼로리를 제한하지 않은 완전 채식 위주의 B그룹에서는 평균 체중이 6.5킬로그램, 콜레스테롤 수치는 21.2퍼센트 감소했습니다.[10]

이 두 그룹의 비교 실험에서 확인된 것은 미국 당뇨병협회의 지침에 따라 스트레스를 받으며 칼로리를 제한한 A그룹보다, 칼로리 제한 없이 마음껏 음식을 섭취한 완전 채식 위주의 B그룹에서 모든 수치가 현저히 좋아졌고, 특히 체중은 2배 이상이나 감소했음을 알 수 있습니다.

제가 조언해 가장 빨리 체중을 줄인 경험으로는 40대 여성이 한 달이 채 지나기도 전에 5킬로그램이나 감량한 것입니다. 본격적으로 다이어트를 시작하기 전에 과감하게 모든 가공식품을 냉장고에서 꺼내 쓰레기통에 버린 후, 매주 하루는 온종일 과일이나 샐러드만을 섭취하는 1일 단식을 하고, 다른 날 아침에는 신선한 주스, 저녁은 과일로 대체하는 것이었습니다. 그리고 점심만 식사 전에 샐러드, 밥은 발아현미(30)＋잡곡(20)＋쥐눈이콩(50), 반찬의 80퍼센트를 날것 위주로 했을 때가 가장 효과가 컸습니다. 단, 주스는 식품공장에서 생산된 것이 아니라 본인이 직접 짠 채소주스와 과일주스였습니다.

---

10. 좀 더 자세한 사항은 구글 검색창에 다음 내용을 입력하면 확인하실 수 있습니다. 〈Barnard ND, Cohen J, Jenkins DJ, et al. A low-fat vegan diet improves glycemic control and cardiovascular risk factors in a randomized clinical trial in individuals with type 2 diabetes. Diabetes Care. 2006;29(8):1777–83〉

위와 같은 방법으로 다이어트를 했을 때 맨 처음 나타나는 현상은 그동안 정체됐던 대변이 한꺼번에 쏟아져 나와 갑자기 체중이 줄어들었는데, 이러한 일이 있고 난 뒤로는 서서히 체중이 감소했습니다. 그런데 식이섬유가 많은 채소와 과일을 많이 섭취할수록 체중 감소는 눈에 띄게 나타났습니다. 칼로리를 계산해 적게 먹거나 굶으면서 하는 다이어트는 반드시 요요현상이 발생하지만, 위와 같은 방법으로 하는 다이어트는 전혀 그렇지 않음을 경험할 수 있습니다. 실제로 경험하지 않고는 얻을 수 없는, 값진 정보입니다.

Q7 ≫ 많이 먹는 것이 미덕이 아닌 이유는 무엇인가?
A ≫ 모든 질병은 영양 과잉에서 발생한다.

사람은 누구나 생활에 여유가 생기면 가장 먼저 과거에 먹어보지 못했던 음식을 먹고 싶어 합니다. 이러한 식욕은 어찌 보면 당연한 것으로, 때로는 실컷 먹기도 합니다. 하지만 지나치면 독이 되는 경우도 있습니다.

미국 미네소타대학교 '말레이' 교수가 세계적으로 권위 있는 의학 전문지 〈란셋(The Lanset)〉(1977년 1월호)에 흥미 있는 논문을 발표했는데, 주제는 "기근이 병원균 감염에 대해 억제 작용을 한다"는 내용입니다.

1975년에 '말레이' 교수팀이 식량부족에 허덕이는 아프리카의 에티오피아를 방문해, 식량부족으로 고통받는 소말리아 유목민들에게 충분한 식량을 공급했습니다. 그런데 식량공급이 시작되자 얼마 안 돼 갑자기 말라리아, 파상열(波狀熱, 브루셀라증), 결핵 등이 유행하기 시작했습니다. 이 사건을 계기로 연구팀은 풍요로운 식생활이 일상 생활에 어떤 영향을 미치는지에 대해 발표했는데, 그중 주요 내용만 요약하면 다음과 같습니다.

"중세 시대 유행했던 천연두는 가난한 서민들보다 식생활이 풍요 로운 부자들에게 많이 발생했다"는 것입니다. 14세기 중세 시대 유럽 인구 3분의 1 이상의 목숨을 앗아간 천연두는 18세기 말 영국의 외과 의사 '에드워드 제너'가 종두법을 개발해 천연두 예방의 길을 열기까 지, 그 누구도 천연두의 위협에서 자유롭지 못했지만 주로 식생활이 풍족한 사람들 사이에서 유행했다는 점이 특징이라고 했습니다.

또 다른 내용은 "1918년에 발생한 역사상 최악의 '스페인 독감'이 가난한 사람들보다 풍족한 식생활을 하던 사람들에게 많이 발생해 사망했다"는 것입니다. 제1차 세계대전이 끝나기 직전에 발생한 스 페인 독감은 1920년 6월까지 전 세계를 휩쓸면서 20억 명이 독감에 걸려 5,000만~1억 명의 사망자를 냈고, 한반도에서도 100명 중 1.5 명꼴인 30만 명 가까이 희생됐다는 기록이 있습니다.

제1차 세계대전에 참여하지 않고 풍족한 식생활을 하고 있던 스 페인에서부터 유행한 데서 '스페인 독감'으로 일컬어지게 됐습니다. 미국에서 발행되는 〈FDA 소비자〉 1976년 5월호에서는 제1차 세계 대전 중 전사한 미국 군인은 5만 명인데 스페인 독감으로 사망한 군인은 2만 4,000 명이었다고 합니다. 또한 "제2차 세계대전 당시 좁은 포로수용소에 수용된 사람 중에서 유행했던 '홍역'과 '장티푸스'도 비교적 영양상태가 좋은 곳에서만 발생했다"는 것입니다.

영양상태가 과잉인 환경에서 생활하는 인간 사회에서만 면역력이 약해지는 것이 아니라 하등 동물들 사이에서도 이러한 현상이 발생하곤 하는데, 가장 좋은 사례로는 인도의 가축을 들 수 있습니다. 인도에는 비가 많이 오는 '우기(雨期)'와 좀처럼 비가 내리지 않는 '건기(乾期)'가 있습니다. 비가 내리지 않는 '건기'에는 사료가 충분하지 않기 때문에 기아 상태에 허덕이게 되는데, 그러할 때에는 질병 발생률이 현저하게 줄어든다고 합니다. 그러나 인도의 1년 강우량 80퍼센트가 집중적으로 내리는 '우기'에 사료가 먹고도 남을 정도로 풍족해지면 질병 발생률이 갑자기 유행하곤 합니다.

최근 사례로는 1995년 1월 17일 일본 한신(阪神) 지역에 지진이 발생해 6,434명이 사망한 대지진 때, 구호활동에 참여한 의사의 보고서를 들 수 있습니다. 지진이 발생하면 이재민들은 으레 학교 체육관에서 공동생활을 하게 됩니다. 그로 인해 대부분 사람들은 식량이 부족한 생활을 할 수밖에 없는 환경에 놓이게 되는데, 구호품이 제대로 공급되지 않는 처음 10일 동안에는 아무도 감기에 걸리지 않았다고 합니다. 그런데 정부와 여러 자선단체로부터 식량공급이 풍족해지기 시작하면서 갑자기 독감 환자가 속출했다는 것입니다.

이와 비슷한 사례로 앞서 언급한 '말레이' 교수의 보고가 있는데,

영양상태가 극도로 악화된 사람에게 고농도의 영양주사를 놓게 되면 중증의 감염증에 걸리는 경우가 있는데, 이는 아주 흔한 사례라고 하면서 "우리들이 과잉으로 섭취하는 영양소는 우리 신체 활동보다도 병원균의 증식에 더 많이 이용되는 것 같다"고 지적했습니다.

위의 몇 가지 사례를 통해 알 수 있는 것은 "사람이든, 동물이든 필요 이상의 영양소를 몸속에 주입하면 이것이 노폐물, 즉 쓰레기 같은 물질이 많이 생성돼 혈액을 오염시켜 면역력을 떨어뜨리고, 이로 인해 온갖 병원균의 먹이가 된다"는 것입니다. 일본인 의사 '츠루미 다카후미' 박사는 그의 저서 〈음식양생대전(食物養生大全)〉(2017년)에서 다음과 같이 밝히고 있습니다.

"프랑스에서 오랜만에 귀국한 친구의 안색이 너무 좋지 않아 혈액 검사부터 했는데, 내가 처음에 가장 놀란 것은 광학현미경으로 혈액을 1,000배 크기로 확대해 관찰했을 때, 0.1마이크로미터도 되지 않는 크기의 중성지방 덩어리가 엄청나게 많을 뿐만 아니라 이름도 알 수 없는 수많은 세균이 수없이 떠돌아다니는 것이었다. 그 친구가 오랜만에 귀국한 탓에 이곳저곳의 초대를 받아 푸짐한 대우를 받고 나를 찾아온 터라 이해는 하지만 이토록 심각한 줄은 몰랐다"고 했습니다.

이러한 사실을 동료 몇 사람에게 말했더니 모두 조롱하는 투로 "무슨 바보 같은 소리를 하는 거야? 혈액 속에는 세균 따윈 없는 거야!"라고 했답니다. 그들이 그렇게 말하는 이유는 의과대학 시절에 항상 피는 깨끗한 것으로 배웠기 때문이라고 하는데, 하지만 전자현미경으로 관찰한 바로는 전혀 다른 현상이 발생하고 있었습니다.

그후로도 직접 전자현미경으로 환자의 혈액을 자주 관찰하는데, "주로 과음·과식하는 사람, 설탕이 든 과자를 좋아하는 사람, 담배를 피우는 사람에게는 어김없이 혈액 속에 박테리아가 우글거리는 현상이 나타난다"고 합니다.

사람이 과음·과식하면 소화기 계통에 유해균이 급증하는데, 이들이 죽지 않고 흡수돼 혈액 속에서 과잉의 영양분을 먹이로 삼아 급증합니다. 그 결과, 온몸의 혈액이 박테리아로 오염돼 신체의 도처에서 독혈증(毒血症)과 염증을 일으키는 원인이 됩니다. 그리고 적혈구가 이들의 먹이가 되면 '파라사이트(Parasite)'라는 균의 소굴이 되는데, 바로 이들이 암을 일으킨다고 합니다. 그렇게 되면 면역력이 떨어져 쉽게 감기가 들고, 만성질환으로 이어집니다.

이러한 사례를 통해 풍족한 식생활이 건강에는 결코 도움이 되지 않는다는 것을 알 수 있습니다. 따라서 먹는 데서 즐거움을 발견하려고 하는 사람은 반드시 그 대가를 치를 수밖에 없습니다.

Q8 ≫ 왜 아침을 안 먹어도 되는가?
A ≫ 독소 배출량은 오전에 가장 많다.

'너무 지나치면 못 자란 것보다 못하다'라는 말처럼, 우리의 식생활도 지나치게 풍요로우면 몸속에 독소가 쌓이게 돼 있습니다. 우리의 식생활을 가죽 장갑 만드는 공장에 비유해 설명하겠습니다. 가죽 장갑을 만들기 위해 재료를 구매해 설계 → 재단 → 생산 → 출고한 후에는 반드시 폐기해야 할 쓰레기가 남기 마련입니다. 이 쓰레기를 처분하지 않고 계속 재료 구매와 제품 생산에만 매달리면 언젠가는 공장 전체가 쓰레기로 가득 차는 것은 불 보듯 뻔합니다. 우리의 식생활도 이와 마찬가지로 아무리 좋은 음식을 먹어도 몸속의 쓰레기인 독소가 제대로 배출되지 않으면 세포 속에 정체되기 마련입니다.

국내에도 널리 알려진 '니시 건강법'의 창시자 일본의 '니시 가츠조'는 1884년에 태어나 1959년에 75세로 사망할 때까지 의사들의 말과는 반대로 생활한 자연 건강법의 대표적인 인물로 알려져 있습니다. 감기와 설사로 고생할 때 의사가 "따뜻한 물을 마시라"고 하면 찬물을 마시고, "하루 세 끼를 꼬박꼬박 챙겨 먹으라" 하면 오히려 두 끼나 한 끼로 줄이는 식생활을 하면서 몸속의 독소가 어느 정도 배출되는지를 연구·발표한 내용이 그의 저서 《니시식 건강독본(西式健康讀本)》(1979년 출판)에 수록돼 있는데, 일본에서는 지금도 베스트셀러입니다.

그 책의 주요 내용을 간략하게 소개하면 하루에 세 끼를 꼬박꼬박 챙겨 먹는 경우와 그렇지 않은 경우의 소변을 1주일 단위로 면밀하게 조사해 독소의 평균 배출량을 산출하는 것입니다. 그의 실험은 '에오진(Eosin)' 2퍼센트＋초산(醋酸) 30퍼센트의 용액을 사용해 소변 검사를 한 것으로, 결과는 아침 식사를 하지 않거나 식사 횟수를 줄일수록 독소가 많이 배출되는 것이었습니다.

❶ 아침과 저녁 두 끼만 먹는 경우의 독소 배출량은 66퍼센트

❷ 세 끼를 꼬박꼬박 챙겨 먹은 경우의 독소 배출량은 75퍼센트

❸ 아침을 굶고 점심, 저녁만 먹은 경우의 독소 배출량은 100퍼센트

❹ 오후 3~4시 사이에 한 끼만 먹은 경우의 독소 배출량은 127퍼센트

❹의 하루에 한 끼만 먹은 경우의 독소 배출량은 127퍼센트로 가장 많았습니다. 그런데 특이한 점은 하루에 두 끼를 먹되, ❶의 아침과 저녁을 먹은 경우는 독소가 66퍼센트만 배출됐는데, ❸의 아침을 굶고 점심과 저녁을 먹은 경우는 모든 독소가 배출됐음을 알 수 있습니다. 이 점에 대해 그가 저술한 책에서는 다음과 같이 설명하고 있습니다.

"배출 역할을 하는 신장의 기능이 활발하지 않은 아침에 식사를 하면 배출돼야 할 독소가 몸속에 남기 마련이다. 그로 인해 아침을 꼬박꼬박 챙겨 먹는 사람에게는 위장병·신경통·류머티즘 관절염·비만 증세가 많은데, 그러한 사람이 아침을 먹지 않으면 저절로 치유된다. 이는 몸속에 정체된 독소가 배출되기 때문이다.

아침을 먹지 않으면 오전 중의 소변 배출량이 많아짐과 동시에 독소 배출량도 많아진다. 따라서 각 조직 속에 정체돼 있던 독소가 배출되므로 아침에 일어날 때마다 부기가 있던 몸에 변화가 발생해 체중이 줄어드는 것이다. 아침 식사를 하면 오전 중에는 독소 배출을 위해 작용해야 하는 흉추(胸椎) 9번 이하의 신경 활동이 정지되기 때

문에 신장이 제대로 독소를 분리할 수 없다"고 했습니다.

'니시 건강법'의 핵심은 풍요롭게 많이 먹는 덧셈 위주의 식생활이 아니라 몸속의 독소를 배출하는 뺄셈 위주의 식생활을 강조한 것으로, 아침 식사를 하지 않은 경우의 유익한 점을 14가지나 강조하고 있습니다. 특히 "아침을 꼬박꼬박 챙겨 먹지 않을 경우, 직장(直腸)의 온도가 높아지지 않기 때문에 비타민 C의 파괴가 적다"는 점도 강조하고 있습니다.

이러한 '니시 건강법'을 이어받아 실천해 수많은 환자의 만성질환을 치유한 '고다 미츠오' 의사는 《기적이 일어나는 반일단식(奇跡が起こる半日断食)》(2001년 출판)에서 아침 식사를 하지 않을 때의 유익한 점을 36가지나 언급하고 있습니다. 그로 인해 비만과 만성질환이 치유된 30명의 사례를 자세하게 소개하고 있습니다.

제가 저술한 《건강 서적 100권 한번에 읽기》(2018년 출판)에서도 새벽 4시~정오 12시까지는 노폐물 배출 시간대, 정오부터 저녁 8시까지는 음식물 섭취와 소화 시간대, 저녁 8시부터 새벽 4시까지는 영양소 흡수와 활용 시간대라는 점을 밝히면서, 사람은 생체 리듬에 맞춰 살아야 한다는 점을 강조했습니다.

이러한 사실 외에도 우리의 인체는 아침 식사를 하지 않아도 되도록 설계돼 있다는 점이 생리학상으로도 밝혀졌습니다. 인체는 하룻밤을 자고 나면 포도당의 창고인 근육과 간에 하루에 필요한 2,000킬로칼로리 정도의 에너지가 비축돼 있습니다. 따라서 우리의 식생활은 몸에 좋다는 것을 많이 섭취하는 덧셈 위주의 식생활이 아니라 노폐물 배출 시간대인 아침에는 식사하지 않은 뺄셈 위주의 식생활을 해 독소를 많이 배출해야 건강해진다는 점을 알 수 있습니다.

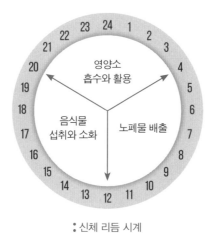

: 신체 리듬 시계

Q9 》》 고기를 먹어야 기운이 난다는 말이 사실인가?
A 》》 요산과 성장촉진 호르몬의 자극 때문이다.

의학 용어에 '플라시보(placebo) 효과'라는 표현이 있는데, 라틴어로는 '마음에 들다'라는 뜻이 있습니다. 제2차 세계대전 중 치료약이 부족할 때 환자에게 가짜 약을 투여해 심리적인 치료 효과를 얻은 데서 생긴 표현입니다. 가짜 약을 투여해도 환자는 자신의 상태가 좋아질 것이라는 믿음 때문에 병세가 호전되는 것처럼 느껴지는 현상을 말합니다. 오늘날에도 희소한 질병의 약은 구하기가 쉽지 않습니다. 그러한 경우 소화제를 투여해도 심리적인 효과로 호전되는 것처럼 느껴지는 경우도 있습니다.

동물성 식품도 이처럼 '플라시보 효과'가 있는데, 산성 식품인 고기를 먹으면 위장에서 소화되는 시간이 사람에 따라서는 4~6시간, 심지어 탄수화물+고기는 8시간 걸리는 경우도 있습니다. 그래서 많은 사람은 "고기를 먹어야 속이 든든하다"고 착각합니다. 흔히 고기를 먹으면 기운이 나는 것은 고기에 포함된 성장촉진 호르몬과 요산이 교감신경을 강하게 자극하기 때문입니다. 마치 카페인 음료를 마셨을 때 일시적으로 기분이 좋아지고 기운이 나는 것과 같은 현상이 나타난 것입니다.

신선한 식품의 주스는 소화·흡수하는 데 식품의 10퍼센트 미만에 해당하는 에너지만을 소모하고 90퍼센트는 신체에 활용할 수 있는 매우 효율적인 식품이지만, 고기는 70퍼센트의 에너지를 소모하고 30퍼센트 정도만 활용하는 매우 비효율적인 식품입니다. 그뿐만 아니라 고기는 많이 먹을수록 화장실에서 코를 움켜쥐어야 할 정도로 지독한 냄새를 풍깁니다. 이는 바로 고기로 인해 발생한 암모니아 냄새 때문인데, 암모니아가 많이 흡수되면 간에서는 이를 해독하느라 엄청난 에너지를 소모하므로 만성적인 피로를 느끼게 됩니다.

혈액으로 흡수된 암모니아가 평소보다 2~3배 정도 높으면 뇌로 통하는 검문소 역할을 하는 혈액뇌관문(血液腦關門, 혈액뇌장벽)을 파괴

합니다. 이로 인해 뇌로 들어가면 안 되는 이물질이 들어갑니다. 치매에 걸린 사람의 뇌를 조사해보면 뇌로 들어가면 안 되는 철분과 알루미늄 같은 이물질이 다량 들어 있다고 합니다.

또한 고기는 산성 식품이므로 이를 중화시키기 위해서는 강력한 알칼리성 미네랄인 칼슘이 뼈나 치아에서 다량으로 빠져나와 소모됩니다. '고기가 칼슘 도둑'이라는 사실은 전혀 인식하지 못하고 과다 섭취하면 뼈와 치아가 약해집니다. 그래서 고기를 좋아하는 사람들 대부분이 골다공증으로 인한 골절과 손상된 치아로 인해 정형외과와 치과에 큰 비용을 추가로 내고 있는 것을 주변에서 흔히 볼 수 있습니다.

"고기를 먹어야 힘이 솟는다!"는 주변 사람들의 말에 휘둘리는 식생활을 계속하면 머지않아 비만은 물론이고, 동맥경화, 심장질환, 담석증, 요로결석, 암 등과 같은 질병으로 진행한다는 수많은 임상 사례와 데이터가 있습니다. 고기는 에너지를 공급하는 식품이 아니라 오히려 많은 에너지를 빼앗는 산성 식품입니다.

Q10 》 과일을 먹으면 살이 찌는가?
A 》 과일은 많이 먹을수록 살이 빠진다.

최신 영양학을 공부하지 않은 사람 중 일부는 신문이나 텔레비전에 등장해 "매일 과일을 먹으면 중성지방 수치가 높아져 비만과 지방간이 될 우려가 있다"는 주장을 하면서 많은 사람에게 과일을 먹지 않도록 잘못된 정보를 제공하고 있습니다.

과일 속의 과당(果糖)은 '프럭토스(Fructose)'이고, 흰설탕은 '슈거 (Sugar)'이므로 화학구조가 전혀 다른 물질인데도 모두 '당(糖)'이라는 공통된 단어를 사용하는 탓에 같은 물질로 혼동한 데서 발생하는 착 각입니다. 과일은 식사 30분~1시간 전에 먹으면 전혀 문제가 발생 하지 않으며, 더구나 탄수화물 중독에서 벗어나도록 도와주고, 노 폐물을 많이 배출해주는 효과로 인해 체중 감소에 도움을 주는 식품 입니다.

이러한 사실은 의학박사이자 영양학박사인 '마이클 그레거'의 《지 방의 기회(FAT CHANCE)》(2012년 출판)에서 "과일에 포함된 과당을 섭취하면 살이 찐다고 기피하는데, 실제로 간 기능 저하, 고혈압, 체 중 승가로 진행하는 것은 식품에 첨가된 설탕뿐이다. 또한 설탕에 포 함된 과당은 해롭지만 과일에 포함된 과당은 해롭지 않다. 과일에는 식이섬유, 항산화물질, 비타민, 미네랄이 포함돼 있기 때문에 과당의 폐해를 무해한 것으로 만들어 버린다"고 밝혔습니다. 과일과 단순 탄 수화물인 설탕에 포함된 각각의 당은 분명히 차이점이 있습니다.

미국 정부에서는 과일과 채소의 중요성을 인식하고 '하루에 다섯 접시의 채소와 과일을 먹자'라는 '5 A DAY' 운동을 적극적으로 추진 한 결과, 1990년부터 갑자기 암, 당뇨병, 심장병 환자가 줄어들기 시 작했습니다. 그리하여 미국은 전 세계에서 암환자 발생률이 1위에서 2위로 밀려난 유일한 국가입니다. 오늘날 대부분 국가에서의 암 발생률은 예외 없이 1위를 차지하고 있는 실정에 비춰볼 때, 획기적인 결과입니다.

저는 밥보다 과일을 좋아한 덕분에 1년 만에 체중이 15킬로그램이나 감소했으며, 현재는 당뇨약·혈압약·고지혈증약과 같은 약물은 단 한 가지도 복용하지 않고 건강하게 생활하고 있습니다. "과일을 먹으면 살이 찐다"는 말이 진리라면 저는 지금쯤 비만으로 인해 뒤뚱뒤뚱 걷고 있을 것이 틀림없습니다. '바나나를 좋아하는 침팬지에게 매일 바나나를 주었더니 비만이 됐다'는 정보를 동물원의 사육사들을 통해 한 번도 들어본 적이 없습니다. 다이어트에 성공하려면 최신 영양학을 공부하지 않은 사람들의 말에 휘둘리지 말고 적극적으로 과일을 섭취하기 바랍니다.

Q11 》》 과일을 먹으면 당뇨병에 걸린다는데 사실인가?
A 》》 설탕과 달리 오히려 혈당 수치를 낮춘다.

흰설탕을 비롯한 흰쌀밥, 떡, 누룽지, 라면, 국수, 파스타, 초콜릿, 과자와 같은 단순 탄수화물 식품은 먹자마자 순식간에 혈당 수치가 올라갑니다. 그 이유는 당대사(糖代謝)에 필요한 대부분의 비타민과 미네랄이 제거된 단순 탄수화물이기 때문입니다. 하지만 과일에는 당대사에 필요한 모든 영양소가 골고루 포함돼 있으며, 식이섬유와 항산화물질이 풍부하므로 체중 감소는 물론, 각종 질병을 예방하는 효과까지 있습니다.

설탕은 입과 위장에서부터 흡수되므로 순식간에 혈당 수치를 올리지만 과일의 과당은 설탕과 달리, 매우 복잡한 세포 속에 갇혀 있기 때문에 위장과 십이지장을 통과한 후 소장을 통해 소화·흡수되기까지 오랜 시간이 필요합니다. 독자 여러분이 실제로 테스트해보면 알 수 있습니다. 시간대를 달리해 설탕 한 스푼과 과일 1개를 각각 먹고 30분~1시간이 지난 후 확인해보면 설탕은 혈당 수치가 순식간에 올라가지만, 과일은 혈당 수치가 그렇게 올라가지 않음을 확인할 수 있습니다.

그런데도 당뇨병 환자가 과일을 먹는 것이 염려가 된다면 과일을 채소와 함께 샐러드로 만들어 먹으면 됩니다. '과일 클리닉'으로 유명한 일본 도쿄 베니코(紅光)의 '도조노 히사요시' 박사는 당뇨병 환사들에게 과일과 채소를 듬뿍 먹게 해 인슐린 투여를 중단할 수 있는 단계로 호전시킨 수많은 사례를 《과일 클리닉─과일이 당뇨병을 치유하다(フルーツ・クリニック─果物が糖尿病を治す)》(1999년 출판)를 통해 밝혔습니다.

2001년에는 미국 토론토대학교의 '젠킨스' 교수팀이 건강한 사람 10명(남성 7명, 여성 3명)을 대상으로 '채소, 과일 및 견과류가 혈청 지질 위험인자에 미치는 영향'을 2주간 실험한 결과, "전체 혈청 LDL 콜레스테롤 수치가 34~49퍼센트나 줄어드는 엄청난 결과가 나타났다"고 발표했습니다. 실험은 매일 20품목의 과일이 포함됐는데, "과일에 포함된 과당은 청량음료 8캔에 해당하는 엄청난 양이었는데도 체중, 혈압, 인슐린 수치, 콜레스테롤 수치, 중성지방 등의 악화는 전혀 발견되지 않았고, 오히려 심혈관질환의 지질 위험인자를 현저하게 감소시켰다"고 발표했습니다.

이러한 사실은 앞서 언급한 《지방의 기회(FAT CHANCE)》(2012년 출판)에도 자세히 수록돼 있는데, "심지어 고혈당으로 진행하는 흰 빵을 먹어도 '베리' 계통의 과일을 먹으면 인슐린이 갑자기 높아지는 일을 막을 수 있다. 그 이유는 과일에 포함된 식이섬유가 위장과 소장에서 젤리 형태로 돼 흡수한 당분을 서서히 방출하기 때문이거나 과일에 포함된 어떤 영양소가 소장에서의 흡수를 방해하기 때문이라고 생각된다"고 했습니다.[11]

2013년에는 덴마크 유랜드(Jutland) 병원의 영양학 연구팀도 제2형 당뇨병 환자 63명을 대상으로 3개월 동안, 과일 섭취가 혈당 조절에 부정적인 영향을 미치는지의 여부를 확인하는 실험을 했습니다. '제2형 당뇨병 환자의 혈당 조절에 대한 과일 제한 효과 – 무작위 시험'이라는 주제로 실험한 결과 "제2형 당뇨병 환자에게 과일 섭취를 제한해서는 안 된다"라는 결론을 얻었습니다.[12]

---

* 좀 더 자세한 사항은 구글 검색창에 다음 내용을 입력하면 확인하실 수 있습니다.

11. 〈Effect of a very-high-fiber vegetable, fruit, and nut diet on serum lipids and colonic function. Metab Clin Exp. 2001;50(4) :494–503〉

12. 〈Effect of fruit restriction on glycemic control in patients with type 2 diabetes—a randomized trial. Nutr J. 2013;12:29〉

과일과 채소가 몸을 차갑게 한다는 것은 '음양오행설(陰陽五行說)'에 근거한 일종의 철학적인 개념이라고 생각합니다. 음양 사상에서는 모든 사물을 '해와 달, 낮과 밤, 빛과 그림자, 불과 물, 뜨거움과 차가움, 남성과 여성, 위와 아래, 앞쪽과 뒤쪽'이라는 상반된 것을 대립과 통일의 원리로 설명하고 있습니다.

과일과 채소도 색깔별로 구분해 붉은 계통을 양성(陽性), 푸른색 계통을 음성(陰性), 중간색을 중성(中性)으로 단정해 질병 치유에 활용하고 있습니다. 하지만 이러한 방법은 어디까지나 관념적 또는 철학적인 접근 방법이라고 생각합니다. 21세기 최첨단 홀리스틱 영양학에서는 섭취한 음식이 몸속에서 어떤 작용을 하는지의 결과를 중요시하는 학문입니다. 즉 노화를 촉진하는 '산성 식품', 노화를 예방하는 '알칼리성 식품', 중간 역할의 '중성 식품'으로 분류해 질병 치유에 활용하는 매우 과학적인 영양학입니다.

모든 채소와 대부분의 과일과 견과류는 노화를 예방하는 역할의 알칼리성 식품에 속합니다. 이러한 식품에는 비타민·미네랄·항산화물질·식이섬유가 매우 풍부하기 때문에 가능한 한 날것으로 섭취해야 합니다.

우리 몸속에서 에너지를 생산하는 발전소는 세포 속의 '미토콘드리아'입니다. 이곳에서 효율 좋은 1등급 에너지를 생산하려면 비타민과 미네랄이 필요합니다. 화력발전소의 석탄이 연소되려면 많은 산소가 필요한 것과 마찬가지입니다. 이처럼 매우 소중한 비타민·미네랄·항산화물질이 풍부한 채소와 과일을 멀리하는 식생활은 노화를 촉진하는 방법이라고 생각합니다.

과일과 채소가 몸을 차갑게 한다는 오해를 갖게 된 데는 이제까지 수십 년 동안 실천해오던 동물성 단백질 위주의 식생활에서 식물성 식품 위주의 식생활로 전환한 초기에 일시적으로 나타나는 호전반응(好轉反應) 때문입니다. 갑자기 날것 위주의 식물성 식품 위주로 전환하면 마치 집안의 대청소를 하기 위해 모든 사람이 청소에만 매달리는 것처럼, 오랫동안 몸속에 쌓여 있던 노폐물을 배출하기 위해 모든 에너지가 한곳으로 집중됩니다.

그 결과, 사람에 따라서는 평소보다 나른하고, 기침과 콧물이 자주 나오고, 눈이 빨개지고, 가끔 머리가 아프고, 손발이 차가워지는 현상이 일시적으로 나타납니다. 이럴 때, 주변에서는 "그것 보세요! 과일과 채소는 음성 식품이어서 몸이 차가워지는 거예요. 몸을 따뜻하게 하는 붉은 살코기를 먹어야 몸이 따뜻해지는 거예요!"라고 부추깁니다. 의지력이 약한 사람은 이 단계에서 중단해버립니다.

그리고 무엇보다 중요한 것은 날것의 과일과 채소를 많이 먹으면 피를 만드는 조혈(造血) 능력이 향상돼 빈혈증으로 고생하지 않게 되는데, 이를 구체적으로 설명하면 다음과 같습니다.

식물에 존재하는 '엽록소'와 적혈구에 존재하는 '헤모글로빈'의 화학구조를 비교해보면 모양이 똑같아 쌍둥이처럼 보입니다. 서로 다른 점은 화학구조의 중심에 '마그네슘(Mg)'과 '철분(Fe)'의 차이뿐입니다. 엽록소가 풍부한 채소를 날것으로 많이 섭취하면 소장을 통해 혈액으로 흡수될 때 '마그네슘(Mg)'이 '철분(Fe)'으로 대체되고, 즉시 헤모글로빈이 되는 것입니다. 이제까지 '혈액은 오로지 골수에서만 생성되는 것'으로 알고 있는 사람들에게 매우 충격적인 뉴스입니다.

저는 식생활을 바꾸기 전에는 몹시 추위를 타고 겨울철 영하의 날씨만 되면 얼굴에 두드러기 같은 것이 솟아올라 외출을 자제하곤 했습니다. 2013년 3월부터 식물성 식품 위주로 전환한 지금은 겨울철에도 냉수로 세수와 면도, 심지어 머리를 감아도 차갑게 느껴지지 않으며, 20분 이상만 걸으면 몸이 후끈후끈해져 땀이 나기 시작합니다. 또한 손발이 항상 따뜻하기 때문에 겨울철에 자신감 있게 손을 내밀며 악수를 청합니다.

그리고 무엇보다 베개에 머리만 갖다 대면 1~2분 이내에 누가 업어 가도 모를 정도로 깊은 잠에 빠져들곤 합니다. 이렇게 잠자는 저의 생활습관에 대해 아내는 "나이가 들수록 다른 사람들은 수면 부족으로 고생하는데, 당신은 눕자마자 잠이 드니 참 신기하네요. 더구나 밤중에 화장실에 가지 않고도 6~7시간 후에 활기에 넘치는 모습으로 일어나니 더 고맙습니다"라는 말을 자주 합니다.

신선한 과일과 채소를 많이 먹으면 몸속에서 매우 유익한 현상이 발생하고 있는 것은 사실입니다. 그러한 긍정적인 결과를 무시하고 사물을 관념적 · 철학적 견해로만 접근해 판단하려는 사람들의 말에 휘둘리지 않기를 바랍니다.

Q13 》 날것은 소화가 안 된다는데 사실인가?
A 》 불로 조리한 식품은 노화를 촉진한다.

날것의 모든 먹거리는 포식자의 입을 통해 위장으로 들어가면 위장에서 스스로 소화될 수 있는 시스템이 마련돼 있는데, 그것은 바로 먹거리 속에 포함된 '소화효소'입니다. 이처럼 천연 소화제 역할을 하는 소화효소도 섭씨 48도 이상의 온도로 조리를 하면 활성이 둔화되기 시작해 54도 이상의 고온에서는 완전히 파괴됩니다. 따라서 고온으로 조리한 식품을 소화시키기 위해서는 우리 몸속에 저장된 효소를 꺼내 활용해야 하는데, 효소의 본래 역할을 간단히 정리하면 다음과 같습니다.

《 하나의 세포 속에는 3,000여 종류의 효소가 존재함

《 하나의 세포를 생산하는 데 필요한 효소는 1만 3,000여 종류

《 세포가 제대로 기능하기 위해서는 2만여 종류의 효소가 필요함

《 효소는 영양소와 반응해 순식간에 150여 종류의 화학물질을 생산함

위와 같은 역할을 하도록 설계된 몸속의 효소는 원래 소화보다 각각의 장기가 원활하게 기능을 수행하도록 돕는 보조자 역할 및 질병의 예방과 치유에 사용하도록 설계돼 있습니다.

우리가 매월 일정한 수입 없이 은행에 저축된 예금만을 찾아 사용하면 얼마 지나지 않아 고갈되듯, 몸속의 효소도 보충하지 않고 마구 꺼내 쓰기만 하면 금세 바닥이 드러나면서 노화 속도가 빨라져 질병에 시달리게 됩니다.

사람은 나이가 들수록 소화력이 떨어지기 때문에 대부분 사람은 불에 익혀 부드럽게 조리하면 소화가 잘되는 것으로 알고 있지만, 사실은 그와 정반대입니다. 생고기이든 생선회이든 날것으로 먹을 때는 부드러울 뿐만 아니라 천연 소화제인 소화효소 덕분에 소화도 잘됩니다. 하지만 불에 익히면 딱딱해지므로 오래오래 씹어야 하며, 위장에서는 소화가 잘 안 돼 소화제를 찾게 됩니다.

또 다른 예로는 고구마와 밤을 들 수 있는데, 날것으로 먹을 때는 입안에서는 딱딱해 오래 씹어야 하지만, 여름날처럼 37도의 뜨거운 환경의 위장에서는 금세 소화돼버립니다. 그런데 불에 익혀 먹으면 입안에서는 부드럽지만, 위장에서 소화되는 데는 오랜 시간이 걸립니다. 그 이유는 소화효소가 모두 파괴돼 제기능을 하지 못하고 몸속에서 소화효소를 꺼내 활용해야 하기 때문입니다. 따라서 모든 음식을 불에 익혀 먹을수록 식사 후 나른해지는 식곤증이 심해지는데, 이는 바로 몸속의 효소가 대량으로 소화시키는 쪽으로 충당된다는 신호입니다.

실제로 독자 여러분이 테스트해볼 것을 제안합니다. 식사가 끝나면 정신을 차릴 수 없을 정도로 식곤증에 시달리는 경우, 모든 음식을 날것으로만 먹어보는 것입니다. 예를 들어 점심이나 저녁 식사 때 사과나 바나나와 같은 과일을 한 가지만 먹는 것입니다. 그러면 평소와 달리 식곤증에 시달리지 않고, 또한 이상하리만큼 피곤하지 않아 맑은 정신으로 밤늦게까지 활동할 수 있습니다.

이러한 일이 사실인지 아닌지 확인할 수 있는데, 하루는 모든 반찬을 불로 조리해 식사를 하는 것입니다. 그러면 금세 눈을 제대로 뜰 수 없을 정도의 식곤증에 시달리고 밤에 잠자리에 누워도 아침 늦게까지 잠을 자게 됩니다. 하지만 밥과 국을 제외한 모든 반찬을 날것으로 조리해 먹으면 이상하리만큼 식곤증도 없고, 이제까지 경험하지 못했던 에너지가 샘솟는 것을 느낄 수 있습니다.

실제로 일부 외과의사는 맑은 정신으로 오랜 시간 수술하기 위해 아침과 점심에 밥 대신 과일만 먹는 의사도 있는데, 대표적인 인물로는 미국의 심장외과 전문의 '마이클 드베키(1908~2008년)' 박사입니다. 이분은 1996년 88세 때 러시아 대통령 '보리스 옐친'의 심장수술을 직접 주도해 주위 사람들을 놀라게 했을 뿐 아니라 99세까지도 열정적으로 환자들을 돌보다 100세에 사망하면서 현직에서 은퇴했는데, 그때까지 날씬한 몸매로 당뇨병 걱정 없이 건강한 생활을 했습니다.

똑바로 서서 수술하는 데 오랜 시간이 걸리는 심장수술, 젊은 의사도 힘들어하는 여러 시간 동안의 수술을 해낸 88세 노인의 강인한 체력은 인슐린이 적게 분비되는 소식과 과일 위주의 식사에서 나온 것입니다. 이분은 평소 아침과 점심은 과일 위주로 하고, 하루의 일과가 끝난 저녁에만 복합 탄수화물 위주의 식생활을 한 것으로 유명합니다. "하루 세 끼 반드시 밥(탄수화물)을 먹어야 한다"고 주장하는 사람들에게는 상당히 충격적인 실화입니다.

Q14 》》 날것은 얼마나 섭취하는 것이 좋은가?
A 》》 활성산소가 생기지 않게 하려면 80퍼센트 이상이 좋다.

저는 21세기 최첨단 '홀리스틱 영양학'을 공부하면서 '인체는 날것을 많이 먹어야 건강이 보징된다'는 점을 알게 됐는데, 가능하면 생식할 것을 권하는 의사 중에는 '막스 거슨(1881~1959년)' 박사와 '에드워드 하우엘(1898~1986년)' 박사가 있습니다.

음식의 70퍼센트를 생식으로 할 것을 권하는 '막스 거슨' 박사는 아프리카에서 원주민 보건 향상에 헌신한 공로로 1952년 노벨 평화상을 받은 '알베르트 슈바이처' 박사의 질병을 치료한 인물로도 알려져 있습니다. 이분은 평소 음식으로 각종 암을 비롯한 다양한 질병을 치료해 큰 효과를 거둔 덕분에 국내에서도 암으로 고생하는 사람들 중 일부가 아직도 '거슨 요법'을 실천하고 있습니다.

음식의 75퍼센트를 생식으로 할 것을 권하는 '에드워드 하우엘' 박사는 생식에 관해 50여 년을 연구한 끝에 1985년에 '효소 영양학

(Enzyme Nutrition)'을 발표했습니다. 이분은 "다이어트와 건강, 두 마리의 토끼를 잡으려면 반드시 생식을 해야 한다"고 하면서 각종 임상 데이터를 제시했습니다. 하지만 21세기 최첨단 영양학에서는 음식의 80퍼센트 이상을 생식으로 할 것을 권하고 있습니다. 《여성을 위한 내추럴 하이진(女性のためのナチュラル・ハイジーン)》(2007년 출판)에는 "가열한 것을 20퍼센트 이하로 섭취하면 백혈구 세포의 급증은 발생하지 않기 때문에 식사의 80퍼센트 정도를 날것으로 할 것을 권장한다"는 내용이 수록돼 있습니다.

인체에 들어온 음식물이 80퍼센트 이상 날것이면 백혈구가 잠잠히 있지만, 80퍼센트 이하가 되면 백혈구(과립구, 림프구, 단구)는 이들을 이물질로 인식해 공격합니다. 백혈구는 이들을 격퇴하는 과정에서 다량의 활성산소를 유발하는데, 활성산소는 염증과 상처를 내는 흉악범으로 알려진 독성물질입니다.

비록 다량의 활성산소가 발생해도 날것에는 비타민·미네랄·항산화물질이 풍부하기 때문에 이들이 활성산소의 독성을 무력화시켜 인체에 해를 끼치지 못하게 보호하고 있습니다. 노화 원인 중 하나가 활성산소라는 것은 널리 알려진 사실인데, 그 노화의 진행 속도를 늦추는 것이 신선한 채소와 과일입니다. 사실 불로 조리한 음식을 많이 섭취하는 식습관은 칼로리를 계산해 섭취해야 하므로 다이어트를 포기한 것이나 다름없습니다.

이러한 사실을 알게 된 저는 반찬의 80퍼센트를 날것으로 먹도록 노력하고 있는 덕분에 면역력이 향상돼 2013년 3월부터 현재까지 독감 예방주사를 전혀 맞지 않았는데도 감기나 독감 한 번 걸리지 않고 날씬하고 건강한 몸으로 활동하고 있습니다. 칼로리를 계산하지 않는 다이어트에 성공하려면 신선한 식품을 날것으로 먹어야 합니다.

Q15 》》 아침에 샐러드·과일·주스만으로 충분할까?
A 》》 두 마리의 토끼를 잡는 최선의 방법이다.

칼로리 계산 위주의 다이어트를 하는 사람 중에는 대개 아침을 완전히 굶을 것을 권장하기도 합니다. 하지만 이러한 방법은 겨울잠을 자기 위해 준비하는 동물들처럼 신체 모드가 바뀌기 때문에 하루에 필요한 칼로리·비타민·미네랄을 저장하기 위해 점심 때 많은 양의 음식을 먹게 됩니다. 이러한 다이어트는 현명한 방법이 아니라는 점을 구체적으로 설명하겠습니다.

온가족이 자동차로 여행을 떠날 때 가장 먼저 해야 할 일은 자동차에 연료를 가득 채우는 것입니다. 인체도 하루의 일과를 시작하는 아침에, 소화시키는 데 많은 에너지와 미네랄을 빼앗기는 단순 탄수화물 종류의 식사보다는 오히려 에너지를 보충해주는 쪽으로 식단을 조절해야 합니다.

그래서 저는 다이어트와 건강, 두 마리의 토끼를 잡고 싶으면 반드시 아침에 샐러드, 과일, 천연주스 중에서 한 가지 방법을 선택하는 것이 지혜로운 방법이라고 권합니다. 이러한 식품 속에는 하루에 필요한 비타민과 미네랄, 항산화물질, 식이섬유가 골고루 포함돼 있을 뿐만 아니라 인체에 불필요한 노폐물을 깨끗이 씻어내는 정화제 역할을 하는 수분이 93~97퍼센트나 돼, '꿩 먹고 알 먹는 식'의 두 가지 효과를 거둘 수 있습니다.

우리가 항상 사용하는 목욕탕도 매일 청소하지 않으면 눈에 보이지 않는 물때가 끼어 미끌미끌해지며, 흘러가지 않는 저수지에 고인 물도 썩기 마련입니다. 물때를 제거할 때는 많은 물이 필요하며, 저수지의 썩은 물을 퍼내는 데는 강력한 양수기의 도움이 필요하듯 인체가 대변·소변·땀·기침을 통해 노폐물을 신속하게 배출하기 위해서는 평소보다 더 많은 수분과 에너지가 필요합니다. 산소, 비타민, 미네랄, 항산화물질이 포함된 깨끗한 물은 정화제 역할뿐만 아니라 신체의 면역력을 향상시키는 견인차 역할을 합니다.

실제로 지인들이 해외여행을 떠날 때 "비행기에서 제공하는 기내식은 절대 먹지 말고, 호텔의 식사는 가능하면 샐러드를 먼저 먹고 고기반찬 대신 채소반찬을 드세요"라고 권하곤 합니다. 그리고 여행 중의 간식에는 반드시 과일만 먹도록 권했습니다. 이러한 조언에 따른 사람은 장기간의 해외여행에서 감기나 독감에 걸렸다거나 여독(旅毒)으로 고생하는 사람이 한 사람도 없었습니다. 신선한 식품이 면역력 향상에 얼마나 좋은지 알 수 있습니다.

그리고 신속하게 체지방을 줄이려면 저녁에도 단순 탄수화물 식사 대신 샐러드나 과일을 먹는 것입니다. "이렇게 하면 저녁에 배가 고파 잠이 안 올 것 같다"고 지레짐작하지만, 사실은 전혀 그렇지 않습니다. 배고픔이란 단순 탄수화물 위주의 식사를 한 탓에 혈당 수치가 갑자기 높아졌다가 인슐린의 작용으로 갑자기 낮아져 저혈당 상태가 됐을 때 발생하는 현상입니다. 샐러드나 과일을 먹으면 혈당 수치가 갑자기 높아지거나 낮아지는 일이 없기 때문에 배고픔을 모릅니다. 또한 필요한 포도당이 부족하면 체지방을 분해해 에너지로 활용하기 때문에 단기간에 체중이 줄어듭니다.

위와 같은 방법을 70대 부부에게 아침에 식사 대신 과일과 채소주스를 드시도록 추천했습니다. 1년이 지난 어느 날 오랜만에 식사를 하기 위해 함께 모였는데, 몰라볼 정도로 얼굴의 지저분한 잡티 같은 것들이 사라지고, 더 나아가 턱밑의 커다란 갈색 반점까지 사라져 깨끗한 모습으로 변모돼 있었습니다. 본인들도 주변 사람들로부터 "얼굴이 깨끗해졌다"는 말을 많이 듣고 있다고 했습니다. 젊은 사람들에게만 나타나는 현상으로 알고 있었는데, 노인에게도 이러한 효과가 있을 줄은 꿈에도 몰랐습니다.

Q16 》》 호전반응은 뭔가 잘못된 것이 아닌가?
A 》》 호전반응은 노폐물이 배출된다는 반가운 소식이다.

이제까지 수십 년 동안 지속해오던 식생활을 하루아침에 바꾼다는 것은 신체에 쿠데타를 일으키는 것입니다. 마치 천천히 흐르는 시냇물에 갑자기 맑은 물이 많이 흘러들어오면, 그동안 바닥에 가라앉아 있던 불순물이 뒤집히며 흐르기 때문에 흙탕물이 생기듯 인체에도 호전반응이 나타나기 마련입니다.

사람에 따라 반응은 다르지만, 저의 경우에는 특별한 이유도 없이 눈이 빨개지고, 목에서는 가래가 나오고, 코에서는 콧물이 흐르고, 기침도 자주 하고, 가끔 머리도 아프고, 기운도 없었습니다. 이러한 증상이 한꺼번에 몰려오자 매우 당황한 나머지 가족에게 말도 못하고 끙끙 앓는 수밖에 없었습니다. 그러고 나서 얼마의 기간이 흘렀는지 정확히 기억할 수는 없지만 어느 날 세 차례나 화장실에서 갑자기 검은색 대변을 쏟아냈습니다. 그러자 올챙이배처럼 볼록한 아랫배가 갑자기 홀쭉해지는 것이었습니다. 그 후 지금까지 요요현상이 발생하지 않는 날씬한 몸매를 유지하고 있습니다.

Q17 》 음식은 몇 번 정도 씹어야 하는가?
A 》 횟수를 세지 말고 미음처럼 될 때까지 씹어라.

다이어트를 하고 싶다는 사람에게 "음식을 천천히 씹으면 비만 예방에 많은 도움이 된다"고 조언하면 고개를 갸우뚱합니다.

음식을 천천히 꼭꼭 씹으면 그 자극이 뇌에 전달돼 '히스타민'이라는 호르몬이 분비되는 반면, 제대로 씹지 않고 급하게 먹으면 소화·

흡수와 지방 분해를 방해하는 첫 단계가 시작됩니다. '히스타민'은 알레르기 반응을 일으키는 물질이지만, 뇌에서 배가 부르다는 것을 느끼는 포만중추(飽滿中樞)를 자극해 식욕을 억제하는 역할도 합니다. 하지만 흰밥·떡·빵·과자처럼 영양소가 부족한 음식을 섭취하면 뇌는 소화기관과 연결된 신경망을 통해 영양가를 계산해 분석한 후 부족함을 감지하면 "더 드세요! 더 드세요!" 하는 신호를 계속 보내 므로 10분도 지나기 전에 뚝딱 먹어치우고 추가로 또 먹게 됩니다.

식사를 천천히 하려면 밥과 반찬을 따로따로 먹는 것도 좋은 방법 입니다. 식사할 때 밥과 반찬을 함께 먹을 경우 10분 정도 걸린다면 밥 따로 반찬 따로 먹게 되면 자연히 20분 이상으로 시간이 지연되 면서 음식의 진정한 맛을 즐길 수 있습니다. 반찬을 먹지 않고 밥만 오랫동안 씹으면 기분을 흐뭇하게 해주는 달콤함도 맛볼 수 있습니 다. 반찬 역시 오랫동안 씹으면 반찬 고유의 맛과 향을 제대로 음미 할 수 있습니다.

식사를 시작한 지 15~20분이 지나면 지방세포에서는 '렙틴'이라 는 호르몬이 분비돼 혈액에 의해 뇌로 전달되는데, 이러한 호르몬 역 시 뇌의 포만중추를 자극해 식욕을 억제합니다. 그러므로 영양가가 풍부한 음식을 잘 씹어 20분 이상 천천히 먹으면 뇌는 "아~, 배가 부르구나!" 하고 착각해 "주인님, 이젠 그만 드셔도 됩니다!" 하는 신 호를 보냅니다. 또한 호르몬 '히스타민'과 '렙틴'에는 식욕억제 효과 뿐만 아니라 지방 분해를 촉진하는 효과도 있다는 것이 밝혀졌으므로 더욱 열심히 씹어야겠습니다.

"30번 이상 씹어라", 또는 "100번 씹어라"라는 말이 있는데, 씹는 횟수에만 신경 쓰면 일종의 스트레스로 작용하고 식탁에서의 즐거운 대화도 없어지므로, 가능하면 음식이 '미음'처럼 될 때까지 천천히 꼭꼭 씹어 많은 '침(타액)'과 함께 넘기는 것이 좋습니다.

음식을 천천히 씹을수록 많이 분비되는 천연 소화제 '침'에는 다양한 효능이 있다는 것이 밝혀졌는데, 침에는 음식물과 함께 들어온 온갖 세균을 살균하는 항균물질이 풍부합니다. 대표적인 물질로는 세균의 세포벽을 분해해 사멸시키는 '라이소자임(리소짐, Lysozime)'을 예로 들 수 있습니다. 식도·위·소장·대장의 점막을 보호하며 단백질 소화와 흡수를 돕는 '무틴'이라는 끈적끈적한 물질도 포함돼 있어 각종 알레르기성 피부염 예방 역할도 합니다. 음식을 오래 씹을수록 많이 분비되는 입 안의 침이 이처럼 고마운 존재라는 것을 꼭 기억해 두기 바랍니다.

Q18 》 식생활을 개선했는데도 체중 감소가 정체됐다면?
A 》 흑초＋낙산균＋채소주스를 드세요.

제가 조언한 사람 중에는 자연 건강법으로 다이어트를 시작한 지 1개월이 채 되지 않았는데도 정체된 대변이 한꺼번에 쏟아져 나와 5킬로그램이나 줄어든 경우도 있습니다. 이분처럼 다이어트를 시작할 때 모든 가공식품을 냉장고에서 꺼내 쓰레기통에 버린 후 철저히 자연 건강법에 근거한 식생활로 전환했을 때 체중이 눈에 띄게 줄어들어 매우 기뻐한 적이 있을 겁니다. 하지만 처음에는 제법 체중 감소가 눈에 띄게 나타났지만 시간이 지남에 따라 좀처럼 체중이 줄어들지 않고 정체될 경우에는 어떻게 하는 것이 좋을까요?

이 경우에는 가장 먼저 비만세균의 세력을 약화시켜야 합니다. 즉 장 속의 비만세균 개체수를 줄이고 슬림 세균 숫자를 늘리는 것인데, 이 경우 '낙산균'이 많은 도움이 된다는 것이 《약에 의존하지 않고 혈당수치를 내리는 방법(薬に頼らず血糖値を下げる方法/水野雅登)》(2018년 출판)에 수록돼 있습니다. 실제로 이 책에는 다이어트 중 체중 감소가 정체돼 고민하는 사람에게 낙산균을 복용하게 했더니 1개월에 6킬로그램이나 줄어들었다는 내용이 수록돼 있습니다. 이렇게 짧은 기간에 효과가 나타난 것은 그동안 장 속에 정체됐던 대변이 한꺼번에 쏟아져 나왔기 때문에 발생한 것입니다. 이러한 일이 모든 사람에게 발생하는 것은 아니지만, 식생활 변화로 정체됐던 많은 양의 대변이 배출된 후로는 체중이 서서히 줄어든다는 것을 경험하게 됩니다.

'낙산균(酪酸菌)'은 다른 말로 '미야리산(Miyarisan)'이라고 하는데, 1933년 일본의 '미야이리 치카지' 박사가 발견한 유산균이라는 의미로 '미야리산'으로 불리게 됐습니다. '미야리산'은 몸에 해로운 비만세균의 발육을 억제하고, 이로운 역할을 하는 슬림 세균의 개체수를 늘려 장 속의 세균 균형을 회복시켜주는 유산균의 일종입니다. 국내에서도 수많은 유산균 제품이 판매되고 있지만, 제조회사에 따라 효능이 다를 수 있으므로 자신에게 맞는 제품을 선택해 꾸준히 복용하는 것도 다이어트에 많은 도움이 됩니다.

낙산균은 원래 설사, 변비, 복부 팽만감 등 다양한 장 질환을 치유하는 데 이용되고 있는데, 의사의 처방전 없이도 약국에서 구입할 수 있습니다. 하지만 반드시 유산균의 먹이가 되는 식이섬유가 풍부한 신선한 채소와 과일을 꾸준히 공급해줘야 다이어트에 성공합니다. 군인(유산균)에게 성능이 좋은 기관총(흑초, 낙산균)만 주고 총알(식이섬유)을 공급하지 않으면 무슨 소용이 있겠습니까!

이 밖에 체중 감소에 도움을 주는 식품으로는 감을 발효시켜 만든 '감식초'와 현미를 재료로 해 만든 '흑초'를 섭취하는 것입니다. '감식초'와 '흑초'는 천연 발효 식초이므로 양조 식초와는 전혀 다릅니다. 식초는 비만세균의 발육을 억제하고, 슬림 세균의 개체수를 늘리는 데 도움을 주는 식품으로, 혈액순환이 잘되게 해 노폐물 배출과 체온을 높이는 데 도움을 주는 역할을 하는 것으로 알려져 있습니다. 또한 콜레스테롤과 중성지방 수치를 낮추는 역할 외에도 HDL콜레스테롤 수치를 높여 동맥경화 예방에 도움이 되는 매우 유익한 식품이라는 논문도 있습니다.

다양한 방법을 동원해도 좀처럼 체중이 감소하지 않는 경우, 칼로리를 계산하지 않고 다이어트에 성공하려면, 매일 아침 식사 대신 '슬림 세균'이 좋아하는 샐러드나 채소주스 또는 과일주스와 함께 낙산균＋흑초를 섭취하고, 점심에는 식전 샐러드와 식후의 식초, 그리고 오후 3시 이후에는 과일이나 샐러드＋식초 외에는 일절 먹지 않는 것이 좋습니다.

Q19 》》 왜 다이어트를 할 때 콩을 많이 먹어야 하는가?
A 》》 여성 호르몬을 증가시켜 얼굴의 잔주름을 예방한다.

콩에는 여성 호르몬 역할을 하는 '이소플라본'이 다량 함유돼 있는데, 실제로 여성 호르몬과 이소플라본의 화학구조를 비교하면 마치 쌍둥이처럼 똑같은 모양을 하고 있습니다. 이러한 뜻밖의 물질이 콩에 포함대 있다는 것은 다이어트를 하는 사람에겐 하나의 축복이라고 생각합니다.

이소플라본은 호르몬 계통의 암, 특히 유방암을 예방하는 효과가 큰 것으로 알려져 있으며, 어릴 적부터 콩 식품을 많이 섭취한 여성에게는 유방암과 자궁암 발병률이 매우 낮다는 것이 밝혀졌습니다. 또한 몸속의 호르몬 균형을 조절해 다이어트에 도움을 주는 것으로 알려졌는데, 갱년기 여성에게 여성 호르몬이 과잉일 경우 그 작용을 억제하고, 갱년기 이후 부족한 경우에는 그 작용을 촉진해 체지방 축적을 방해하기도 합니다. 이소플라본은 나이가 들수록 여성 호르몬보다 남성 호르몬이 더 많이 분비되는 여성과, 남성 호르몬보다 여성 호르몬이 더 많이 분비되는 남성에게 호르몬 균형 조절 역할을 하는 매우 유익한 항산화물질로, 다음과 같은 효과가 인정되고 있습니다.

《통풍 개선

《냉증 개선

《골다공증 예방

《피부의 탄력성 유지

《갱년기장애 증상 완화

《유방암과 자궁암 억제 효과

《악성 활성산소 억제 작용으로 노화 예방

《혈관의 탄력성 유지로 동맥경화, 뇌졸중, 심근경색 예방

앞서 언급한 '피부의 탄력성 유지'는 눈가를 비롯한 얼굴 전체의 잔주름 예방에 뛰어난 역할을 한다는 뜻입니다. 여성에게 이보다 더 반가운 정보는 없으리라 생각되는데, 이를 좀 더 구체적으로 설명하면 다음과 같습니다.

소장과 대장에 살고 있는 유산균과 비피두스균이 이소플라본을 이용해 여성 호르몬과 비슷한 구조의 '에쿠올'을 많이 만들수록 여성 호르몬의 작용이 활성화된다는 것이 밝혀졌습니다. '슈퍼 이소플라본'이라는 별명을 가진 에쿠올은 폐경기 직전에 여성 호르몬이 과잉일 경우에는 그 작용을 억제하고, 폐경기 이후 부족할 때에는 그 작용을 촉진해 탄력성 있는 피부를 유지하게 한다는 보고가 있습니다.

이러한 사실을 확인하기 위해 일본 후지타보건위생대학교 '마츠나가 가요코' 교수가 50~60대 여성 90명을 두 그룹으로 나눠 A그룹은 에 쿠올을 3개월 동안 복용하고, B그룹은 가짜 에쿠올을 복용하게 해 눈가의 주름을 추적·조사했습니다.

그 결과, 에쿠올을 복용한 A그룹 사람들의 주름은 깊어지지 않았 습니다. 그런데 사람은 저마다 식습관, 생활환경, 스트레스 대처 방 법이 다르기 때문에 에쿠올을 만드는 세균은 누구에게나 존재하는 것이 아니라 매일 신선한 식물성 식품을 많이 섭취하는 사람에게만 존재한다는 것을 명심하기 바랍니다.

Q20 》 다이어트에는 어떤 주스가 좋은가?
A 》 토마토＋오이 주스나 당근＋비트＋양배추 주스를 권한다.

인류 최초로 녹즙기를 개발해 신선한 채소와 과일 주스를 즐기 며 100세까지 생존한 '노먼 워커' 박사는 《신선한 채소와 과일 주스 (Fresh Vegetable and Fruit Juices)》(1970년 출판)라는 책을 통해 신선한 채 소 주스를 다이어트용으로 권했습니다.

《토마토(50)＋오이(50)

《당근(50)＋비트(20)＋양배추(30)

'노먼 워커' 박사는 '당근'을 가리켜 "궤양과 암을 치유하는 치료제"라고 칭송하면서, 생당근즙을 마시면 "간에 대한 청소가 진행돼 간에 들러붙어 있는 이물질이 녹아내린다"고 하면서 "인체를 깨끗이 청소하는 환경미화원" 역할을 한다고 했습니다. 실제로 노폐물이 많이 쌓인 사람이 당근즙을 처음 마시면 갑자기 피부가 황달에 걸린 사람처럼 노랗게 변하는데, 이는 노폐물이 녹아 대변과 소변을 통해 제대로 배출이 되지 못할 정도로 몸속에 많다는 것을 보여주는 증거입니다. 이러한 경우 당황하지 말고 계속 마시면 피부가 복숭아 색깔처럼 불그스레해지면서 잡티가 없는 깨끗한 얼굴로 변하는 것을 경험할 수 있습니다.

'비트'는 혈액의 적혈구 생성과 혈액을 조절하는 것으로 알려져 있는 식품입니다. 헤모글로빈 수치가 낮아 수술 날짜가 연기된 사람이 비트즙을 마셨더니 헤모글로빈 수치가 올라가 무사히 수술을 마쳤다는 얘기를 종종 들을 수 있습니다. 특히 월경불순인 경우에는 멘스 기간에 포도주 한 잔 용량의 비트즙을 하루에 두세 차례 마실 것을 권하고 있습니다.

'오이'에 포함된 '포스포리파아제'라는 효소는 지방 분해력이 매우 강력해 체지방 감소에 많은 도움을 주므로 양배추와 함께 샐러드로 만들어 섭취하면 다이어트에 많은 도움을 줍니다. 오이를 강판에 갈거나 주스로 만들면 더욱 활성화되므로 다이어트를 위해서라면 하루에 2~3회 주스로 만들어 섭취하기 바랍니다. 또한 부득이하게 기름진 음식을 먹을 경우에도 곁들여 먹으면 더욱 좋습니다.

또한 체지방 감소에 효과가 있는 것으로는 '토마토 주스'가 있는데, 많은 사람은 '토마토'에는 건강에 매우 유익한 '카로틴'이나 '라이코펜'이라는 항산화물질이 포함돼 있다는 정도만 알고 있습니다. 2012년 2월 일본 교토대학교 '가와다 데루오' 교수팀이 "토마토에 지방을 연소시키는 유전자를 활성화시키는 '13-oxo-ODA'라는 성분이 포함돼 있다"고 발표했습니다. 실험용 쥐에게 '13-oxo-ODA'를 혼합한 먹이를 4주간 공급하자, 지방 연소가 촉진되고 혈당과 중성지방의 수치가 현저하게 저하돼 체중 감소에 매우 유익하다는 것을 발견했습니다. 토마토는 봄부터 여름철까지 싼값으로 구입할 수 있는 아주 흔한 식품이므로 주스 또는 샐러드로 섭취하면 다이어트에 많은 도움을 줍니다.

Q21 》》 혈액순환 장애로 비만이 된 경우의 대책은 무엇인가?
A 》》 원적외선 사우나, 열대 과일, 유익한 세균, 천연 소금을 활용한다.

겨울철이 아닌데도 추위를 심하게 타는 사람이나 뚱뚱한 사람과 악수를 하면 손이 차가운 사람이 많은데, 항상 손발이 차다는 것은 에너지 부족과 모세혈관에서의 혈액순환에 문제가 발생해 체온이 36.5도가 되지 않는다는 것입니다. 이러한 현상은 각종 영양소와 산소를 공급하는 적혈구가 바둑알처럼 따로따로 떨어져 있어야 하는데

엽전 꾸러미처럼 뭉쳐 있어서 모세혈관을 통과하지 못해 발생하는 것입니다. 뭉친 적혈구가 모세혈관을 통과하지 못하면 각 세포는 산소와 영양소를 제대로 공급받지 못해 제기능을 발휘할 수 없고 노폐물도 정상적으로 배출되지 않아 비만과 각종 질병으로 진행됩니다.

뭉쳐 있는 적혈구들을 풀어주는 데는 다양한 방법이 있습니다.

첫째, 반신욕이나 원적외선을 활용해 기초 체온을 높이는 것입니다. 원적외선은 햇볕에 포함돼 있지만 황토·돌·숯·소금·나무·질그릇 등에 열을 가하면 이들 물체에서도 방사됩니다. 그 특징은 다음과 같습니다.

《 몸속의 음이온을 증가시킨다.

《 고열에 약한 암세포를 사멸한다.

《 모세혈관을 확장해 혈액순환이 잘되게 한다.

《 자율신경 기능을 회복시켜 스트레스를 완화한다.

《 각종 노폐물을 배출시켜 체중 감소에 도움을 준다.

《 세포를 활성화해 염증과 상처가 빨리 치유되게 한다.

《 피로의 원인 물질인 젖산을 배출해 피로 회복을 돕는다.

《 물 분자의 클러스터를 세분화해 부드러운 물이 되게 한다.

《 세포 속 발전소 미토콘드리아를 활성화해 기초 체온을 높이다.

《 엽전 꾸러미처럼 뭉쳐 있는 적혈구를 바둑알처럼 분리시켜 혈액순환이 잘되게 한다.

이처럼 원적외선은 우리 신체에 매우 유익한 역할을 합니다. 수많은 문헌에 수록돼 있는 것처럼 혈액순환이 잘되지 않아 몸이 찌뿌듯하거나 어깨가 결릴 때 뜨끈뜨끈한 찜질방(암반, 황토, 숯, 소금, 원적외선 등의 사우나)에서 원적외선 찜질을 하거나 온천장에서 목욕을 하면 몸이 날아갈 듯이 가벼운 이유는 뭉쳐 있는 적혈구가 따로따로 떨어져 혈액순환이 잘되기 때문입니다.

하지만 이러한 경험을 한 적이 없는 사람은 원적외선이 좋다는 말을 듣고 찜질방에 들어가면 몸에서 거부 반응이 일어나기 때문에 5분도 견디지 못하고 밖으로 나오게 됩니다. 이 경우에는 물을 자주 마시면서 처음에는 5분, 잠시 쉬었다가 그 다음엔 7분, 10분, 20분, 30분으로 늘려나가는 것이 좋습니다. 이 방법대로 시간을 조금씩 늘려 20분 이상이 경과하면 땀이 나기 시작합니다. 원적외선으로 흘리는 땀 속에는 몸에 해로운 납·비소·수은·카드뮴과 같은 중금속과 기타 노폐물이 포함돼 있습니다. 이는 일본의 의학박사 '마에다 가로'가 저술한 《원적외선과 의료혁명(遠赤外線と医療革命)》(1997년 출판)에서 확인할 수 있습니다. 이 책에서는 열에 약한 암세포가 원적외선에 의해 사멸되는 과정과 비만 및 당뇨병을 비롯한 기타 질환이 개선된 사례를 확인할 수 있습니다.

원적외선의 역할 중 물 분자의 클러스터를 세분화해 부드러운 물이 되게 하는 것은 한약을 달이는 약탕기에서 그 해답을 찾을 수 있습니다. 과거에는 한약을 약탕기에 넣고 숯불로 달여 복용하곤 했는데,

이 약탕기가 바로 흙으로 된 질그릇입니다. 이처럼 흙으로 빚어 만든 질그릇에 열을 가하면 원적외선이 방사되므로, 이러한 질그릇으로 한약을 달이면 앞서 언급한 것처럼 물 분자가 더욱 세분화돼 영양소가 많이 추출되고 된장찌개나 미역국을 끓이면 맛있는 국물이 됩니다. 건강한 사람은 느끼지 못하지만, 몸이 허약한 사람이 질그릇으로 조리한 된장찌개를 먹으면 평소에 땀을 흘리지 않고 식사를 하던 사람이 갑자기 땀을 많이 흘리면서 식사를 하거나 이전과 달리 피곤함을 별로 느끼지 않게 되는 놀라운 일을 경험할 수 있습니다.

둘째, 열대지방의 과일을 섭취합니다. 망고, 멜론, 바나나, 키위, 파파야, 파인애플과 같은 열대지방 과일에 포함된 단백질 분해 효소는 혈액 속의 당화물질을 분해해 뭉쳐 있는 적혈구를 풀어줘 혈액순환이 잘되게 한다는 보고도 있습니다. 열대지방 과일의 즙을 소고기에 사용해 숙성시키면 부드러워져 먹기가 좋기 때문에 불고기 전문점에서는 오래전부터 이 방법을 활용하고 있습니다. 혈액순환에 문제가 발생해 손발이 차가운 사람은 열대지방 과일을 채소와 함께 샐러드로 섭취할 것을 권합니다. 최신 영양학을 전혀 모르는 사람들의 "과일과 채소는 몸을 차게 한다"는 말에 휘둘리지 않기 바랍니다.

셋째, 인체의 보일러인 아랫배를 따뜻하게 합니다. 아랫배는 대부분 소장과 대장이 차지하고 있는데, 이곳에는 유산균과 비피두스균이 살고 있으며 식이섬유를 먹고 각종 지방산과 에너지를 생산해 신체 전체로 공급하는 역할을 합니다. 이곳에 살고 있는 세균들의 특징은 고기 대신 신선한 채소와 과일을 좋아합니다. 따라서 입맛에 맞춰 음식을 선택할 것이 아니라 아랫배를 따뜻하게 하는 역할을 하는 유산균과 비피두스균이 좋아하는 음식을 섭취하는 것이 지혜로운 방법이라 할 수 있습니다.

장 속의 나쁜 세균을 추방하고 유익한 역할을 하는 세균의 세력을 강화해 아랫배를 따뜻하게 하는 식품에는 생강가루, 흑초도 있습니다. 생강가루는 생강을 구입해 햇볕에 말려 분쇄기로 가루를 만든 후 생강차 또는 음식을 조리할 때 혼합해 사용할 수 있으며, 흑초는 식후에 소주 한 잔 정도의 분량을 물과 1:1의 비율로 혼합해 음용하면 소화도 잘되기 때문에 일석이조의 효과를 얻을 수 있습니다.

넷째, 천연 소금 섭취량을 늘립니다. 바닷물에는 3퍼센트의 염분이 포함돼 있는데, 그 염분의 80퍼센트는 염화나트륨이고 나머지 20퍼센트는 인체에 필요한 60여 종류의 미네랄이 골고루 포함돼 있어 몸속 미네랄을 증가시켜 체온을 높이는 데 한몫합니다. 천연 소금은 혈액의 수소이온농도 조절과 세포 안팎의 역삼투압을 조정해 영양소와 산소를 세포 속으로 흡수시키고 노폐물을 배출하는 데 도움을 주는 매우 중요한 물질이므로 체중 감소를 위해 반드시 섭취해야 하는 식품입니다.

이러한 천연 소금으로 담근 된장·간장·김치는 안심하고 섭취해도 됩니다. 하지만 인스턴트식품과 가공식품에 사용된 소금은 대부분 역삼투압 정수기를 통과한 물처럼 미네랄이 제거되고 짠맛의 염화나트륨이 99.5퍼센트인 정제염(精製鹽)이므로 건강을 해치는 소금이라 할 수 있습니다.

이처럼 미네랄이 대부분 제거된 정제염은 염소와 나트륨이 결합된 화합물로, 몸속으로 들어오면 나트륨 이온과 염소 이온으로 각각 분리됩니다. 염소 이온은 다른 물질과 함께 몸 밖으로 배출되지만 미네랄이 제거된 나트륨 이온은 몸속에 남아 혈관 근육을 경직시키는 성질이 있기 때문에 혈액순환을 방해해 고혈압을 일으키는 요인 중 하나로 작용합니다.

천연 소금이 포함돼 있지 않은 가공식품 위주의 식생활을 하면 염분 부족으로 역류성 식도염이 발생하며, 미네랄 부족으로 체온이 내려가 저체온증이 돼 비만으로 진행됩니다. 천연 소금과 함께 발효시킨 된장, 고추장, 김치를 많이 섭취해 체온을 높여야 합니다.

Q22 》》 건강과 다이어트용으로 추천하는 식품은 무엇인가?
A 》》 견과류, 고소해, 버들초, 생콩물, 현미, 잡곡

제가 건강에 관해 강의할 때마다 가장 많이 받는 질문 중 하나는 "건강을 위한 음식에는 주로 어떤 것이 좋습니까?"입니다. 저는 이러한 질문을 받을 때마다 기억하기 쉽도록 '견과류, 고소해, 버들초, 생콩물, 현미, 잡곡'이라고 간단명료하게 줄여 말하곤 하는데, 이를 구체적으로 설명하면 다음과 같습니다.

견-견과류

견과류는 고열량 식품임이 틀림없지만, 각종 영양소가 골고루 포함돼 있어서 많이 섭취할수록 노폐물을 배출하는 강력한 힘이 있기 때문에 체중이 줄어드는 효과가 있습니다.

과-과일

과일이 건강에 미치는 영향은 백과사전 12권에 수록하고도 남음이 있습니다. 신선한 과일과 과일주스는 신체의 노폐물을 깨끗이 청소하는 환경미화원 역할을 합니다. 과일에 포함된 순수한 물에는 각종 비타민과 미네랄, 항산화물질이 풍부해 노폐물 배출에 탁월한 효과가 있습니다.

류-유산균

유산균은 우유로 만든 동물성 유산균과 동치미 · 물김치 · 김치 · 생된장 · 청국장에 포함된 식물성 유산균으로 분류할 수 있지만, 건강과 다이어트를 위해서는 식물성 유산균이 많이 포함된 김치와 생된장 종류를 적극 권합니다.

고-고구마

땅속에서 자라는 뿌리식품으로는 고구마를 비롯해 감자, 돼지 감자, 토란, 곤약, 마, 연근 등이 있습니다. 이러한 식품은 식이섬유가 풍부해 장 속의 유익한 세균의 먹이가 될 뿐만 아니라 많은 에너지를 공급하는 식품입니다. 당뇨병 환자가 아니라면 감자 섭취도 적극적으로 추천합니다.

2019년 1월 8일 114세를 일기로 사망한 미국 최고령자 '레시 브라운'이라는 여성이 있습니다. 그녀는 1904년 조지아에서 태어나 22세에 결혼해 딸 셋과 아들 둘을 뒀고, 남편 '로버트'는 지난 1991년 사망했다고 합니다. 가족의 말에 따르면, "브라운의 장수 비결 중 하나는 거의 매일 고구마를 즐겨 먹었다"고 말했습니다.

고구마가 실제로 건강식품이라 할 수 있는 이유로, 식이섬유가 풍부해 변비 예방에 좋고, 소화가 천천히 돼 포만감이 오래 가기 때문에 다이어트에 도움이 되고, 혈중 지방과 콜레스테롤 배출에 도움을 줍니다. 그런데 고구마는 구워서 먹는 것보다 쪄서 먹으면 당화 물질이 발생하지 않고, 생김치와 함께 먹으면 소화가 잘 됩니다.

소-채소, 천연 소금

최신 영양학에서는 '과일은 환경미화원 역할을 하고, 채소는 건축 재료가 된다'는 점을 인정하고 있습니다. 날것의 신선한 채소는 많이 섭취할수록 피가 되고 살이 돼 면역력을 높이는 역할을 하므로 절대로 몸을 차갑게 하는 식품이 아닙니다. 그리고 천연 소금에는 인체에 필요한 미네랄이 매우 풍부하게 포함돼 있어, 역류성 식도염 예방과 체온을 높이는 데 탁월한 효능이 있습니다.

해-해산물

가두리 양식장에서 양식한 물고기가 아닌 천연산의 꽁치, 멸치, 낙지, 오징어, 숭어, 농어, 고등어, 해삼, 도미, 민어 등의 생선은 매우 유익한 단백질 식품입니다. 그리고 파래, 돌김, 다시마, 미역 등의 해조류는 식이섬유와 칼슘 및 마그네슘이 매우 풍부해 체지방 감소에 뛰어난 역할을 합니다. 특히 칼슘·마그네슘·철분이 풍부한 '생파래'와 '돌김'은 하루도 빠짐없이 매일 섭취할 것을 적극 권합니다.

버-버섯

버섯은 무엇보다 식이섬유가 풍부해 노폐물 배출과 체중 감소에 도움이 되는 매우 유익한 식품입니다. 표고버섯에는 콜레스테롤 수치를 낮춰, 비만·동맥경화·고혈압을 예방하는 '에리타데닌'과 칼슘 흡수율을 높이는 비타민 D의 전구물체가 많습니다. 종류도 많고 값도 싸기 때문에 1년 내내 다양한 방법으로 조리해 먹을 수 있는 천연 다이어트 식품입니다.

들-들깨, 들기름

들깨에는 소염제 역할을 하는 오메가3 계열의 지방(기름)이 60퍼센트나 포함돼 있어 '천연 소염제'라는 별명이 있으므로 들깨를 볶지 않고 짜낸 생들기름을 각종 요리에 사용할 것을 권합니다. 모든 질병은 염증에서 시작되므로 천연 소염제 역할의 들깨와 생들기름은 '보약 중의 보약'이라 할 수 있습니다.

초-초절임, 감식초, 사과식초, 흑초

흑초, 감식초, 사과식초에는 '구연산'이 포함돼 있기 때문에 혈액순환이 잘되게 해 피로회복과 체온을 높이는 데 뛰어난 역할을 하는 식품입니다. 그리고 초절임마늘, 초절임양파, 초절임 오이와 같은 초절임 식품은 체지방을 줄이는 데 탁월한 역할을 합니다. 현미로 만든 흑초는 국내에서도 생산돼서 인터넷으로 언제든지 구입할 수 있습니다. 식품공장에서 생산된 합성식초는 적혈구를 파괴한다는 보고가 있으므로 초절임용 식초는 순수한 사과식초나 감식초로 해야 합니다.

생-생된장, 생강, 마늘

세계적으로 유명한 미국의 신경과의사 '데이비드 펄머터' 박사는 《브레인 메이커(BRAIN MAKER)》(2015년 출판)에서 면역력을 향상시키는 데는 단백질과 유산균이 풍부한 생된장을 직극적으로 섭취할 것을 권하고 있습니다. 생된장에 포함된 사포닌은 동맥경화와 고지혈증 개선 작용과 간 기능 향상에 효과가 있습니다. 그리고 생강 · 고추 · 마늘은 체온을 높여 체지방의 연소를 돕는 뛰어난 역할을 하므로 체중 감소에 도움을 줍니다.

콩-콩 식품

미국의 '책임 있는 의학을 위한 의사 위원회'는 가장 좋은 단백질 공급원으로 고기 대신 콩 식품을 적극적으로 권하고 있습니다. 콩에는 탄수화물, 식이섬유, 지방, 단백질, 비타민, 미네랄, 항산화물질이 풍부하며, 또한 콩에 포함된 '이소플라본'은 여성 호르몬 조절, 유방암 · 자궁암 · 난소암 · 전립선암 · 폐암과 같은 호르몬 계통의 암 예방, 몸속의 환경 호르몬 다이옥신을 배출한다는 보고도 있습니다. 콩의 사포닌은 노폐물 배출에 뛰어난 역할을 하므로 체중 감소에 매우 유익한 식품입니다.

물-부드러운 물

산소가 풍부한 부드러운 생수는 노폐물과 피로 물질을 배출시켜 면역력을 향상시키고, 혈전이 생기지 않게 해 고혈압 · 심근경색 · 뇌질환 · 당뇨병 예방에 좋습니다. 특히 운동할 때 마시는 양질의 생수는 노폐물 배출과 미네랄 공급에 효과가 있지만, 비타민과 미네랄이 풍부한 과일이나 채소로 만는 신신한 주스와는 비교가 되지 않습니다.

현-현미, 잡곡, 보리

발아현미(30)＋잡곡 또는 보리(20)＋쥐눈이콩(50)으로 밥을 지으면 필수 아미노산을 모두 섭취할 수 있습니다. 또한 각종 비타민, 미네랄, 항산화식품, 식이섬유가 풍부해 변비 · 비만 · 당뇨병 · 대사증후군과 같은 질환을 예방할 수 있습니다. 건강과 다이어트에 성공하기 위해서는 제일 먼저 챙겨야 할 식품입니다.

맺음말

고대 그리스의 수학자이자 철학가인 피타고라스는 "인간에게 진실을 가르쳐주는 것은 오로지 생명력이 살아 숨 쉬는 신선한 식품이다"라고 했습니다. 피타고라스의 말처럼 다이어트에 관한 진리는 복잡하지 않고 단순합니다. 칼로리를 계산하지 않고도 다이어트에 성공할 수 있는 방법은 너무나 단순하다는 사실을 깨닫게 되셨으리라 생각합니다.

또한 '비만이 만병의 근원'이라는 점을 구체적으로 알게 됐을 때의 충격은 충분히 이해됩니다. 비만은 우리가 외면한다고 해서 해결되는 것이 아니므로, 과감하게 식생활을 개선해 '날씬한 몸매와 건강'이라는 두 마리의 토끼를 잡으시기 바랍니다.

이 책에서 제시한 방법대로만 실천하면 칼로리 계산 위주의 식생활을 하지 않아도, 건강보조식품이나 약물에 의존하지 않아도, 러닝머신 위에서 땀을 뻘뻘 흘리며 뛰지 않아도 다이어트에 성공할 수 있습니다. 큰 비용을 지불하지 않아도 되는 방법을 찾기 위해 수많은 책장을 넘기며 여기까지 오신 독자 여러분께 "정말 수고 많으셨습니다! 그리고 과감하게 식생활을 전환하십시오!"라는 격려의 말씀을 드리고 싶습니다.

비만과 당뇨병은 동전의 앞뒷면처럼 떼려야 뗄 수 없는 관계이기 때문에 이 책이 출간되는 대로 다음과 같은 주제로 '김영진의 9988 스마일 건강강좌'를 진행하려고 합니다.

- 왜 비만이 발생하는가?
- 비만과 당뇨병의 관계
- 다이어트에 성공하는 법
- 당뇨병의 예방과 개선의 지름길

'다이어트'나 '당뇨병의 예방과 개선'에 관심이 있는 분들은 저의 블로그(blog.naver.com/ja8239) 또는 vitamin119.co.kr을 방문해 '김영진의 9988 스마일 클럽 건강강좌' 일정을 수시로 확인하기 바랍니다. 99세까지 팔팔(88)하게 날씬한 몸매로 당뇨병 걱정 없이 가족들과 웃으면서 인생의 최후를 즐길 수 있다면 이보다 더한 행복은 없다고 생각합니다.

2019년 여름
김영진

■ 참고문헌

- 가부라키 오사오, 《ヨーグルトに隠された乳酸菌の秘密(요구르트에 숨겨진 유산균의 비밀)》 (교도통신사), 2012.
- 가토 구미코, 《腸免疫力ダイエット(장 면역력 다이어트)》 (일본문예사), 2012.
- 고다 미츠오, 《健康養生法のコツがわかる本(건강 양생법의 요령을 알려주는 책)》 (상고칸), 2015.
- 고다 미츠오, 《奇跡が起こる半日断食(기적이 일어나는 반일 단식)》 (마키노출판), 2001.
- 고다 미츠오, 《生菜食療法(생채식요법)》 (슌쥬샤), 2017.
- 고바야시 익코, 《人生最後のダイエット(인생 최후의 다이어트)》 (아사히신문출판), 2012.
- 구마자와 요시오, 《慢性炎症を抑えなさい(만성 염증을 다스리세요)》 (세이슌출판사), 2017.
- 나구모 요시노리, 《エゴマオイルで30歳若返る(들기름으로 30세 회춘하다)》 (가와데쇼보신샤), 2015.
- 니시식 건강법 · 니시카이본부, 《西式健康法入門(니시식 건강법 입문)》 (히라카와출판사), 1993.
- 마츠다 마미코, 《女性のためのナチュラル・ハイジーン(여성을 위한 내추럴 하이진)》 (구스코출판), 2007.
- 모리 미치요, 《食べない生き方(단식하는 삶)》 (산마쿠출판), 2013.
- 모리 아키라, 《体の不調は「唾液」を増やして解消する(컨디션이 안 좋을 때는 '타액'을 늘려서 해소한다)》 (PHP연구소), 2015.
- 모리시타 게이치, 《血液をきれいにして病気を防ぐ、治す(혈액을 깨끗하게 해서 질병을 예방한다)》 (고단샤), 2016.
- 미우라 나오키, 《週1断食で万病が治る(1주일에 하루 단식으로 만병이 치유된다)》 (마키노출판), 2016.
- 미조구치 도오루, 《疲労も肥満も「隠れ低血圧」が原因だった!(피로도 비만도 '숨은 저혈압'이 원인이었다)》 (마키노출판), 2017.
- 미츠오 다다시, 《長生きする食事(장수하는 식사)》 (아치부멘토출판), 2018.

- 시라토리 사나에, 《長生きしたけりゃ、トマトとたまねぎを食べなさい(장수하고 싶으면 토마토와 양파를 드세요)》(PHP연구소), 2015.
- 시로자와 다쿠지, 《砂糖をやめれば10歳若返る！(설탕을 끊으면 10세 회춘한다)》 (베스트셀러즈), 2012.
- 시로자와식 케톤식사법(시로자와 다쿠지), 《2週間で効果がでる!(2주 만에 효과가 나타나다)》(간키출판) 2012.
- 야마다 도요후미, 《なぜマーガリンは体に悪いか?(왜 마가린은 몸에 나쁜가?)》 (고사이도출판), 2015.
- 야마다 도요후미, 《ファスティングジュース・ダイエット(단식주스 다이어트)》 (PHP연구소), 2012.
- 야마다 도요후미, 《家族みんなが病気にならない食べ方事典(가족 모두 질병에 걸리지 않는 먹는 방법 사전)》(겐다이쇼린), 2013.
- 야마다 도요후미, 《脳がよみがえる断食力(뇌가 되살아나는 단식력)》(세이슌출판사), 2013.
- 와타나베 유지, 《食べてはいけない,食べてもいい添加物(먹으면 안 되는, 먹어도 되는 첨가물)》(다이와쇼보), 2014.
- 우노 가츠아키, 《ミトコンドリア革命(미토콘드리아 혁명)》(CVA출판기획), 2011.
- 우루시야야마 오사무, 《活性酸素は、こうして防ぐ(활성산소는 이렇게 예방한다)》 (소학관), 1995.
- 우츠미 사토루, 《1日3食をやめなさい(하루 세 끼, 중단하세요)》(아사출판), 2014.
- 이시하라 유미, 《断食が健康のための最高の方法だ!(단식이 건강을 위한 최고의 방법이다)》(와쿠주식회사), 2014.
- 이시하라 유미, 《乳酸醱酵キャベツ健康生活(유산 발효 양배추 건강생활)》(일본문예사), 2016.
- 이케타니 도시로, 《体内の炎症を抑えると病気にならない(몸 속의 염증을 다스리면 질병에 걸리지 않는다)》(미카사쇼보), 2017.
- 이쿠타 사토시, 《砂糖をやめればうつにならない(설탕을 끊으면 우울증에 걸리지 않는다)》(가도카와서점), 2012.
- 츠루미 다카후미, 《食物養生大全(음식양생대전)》(효겐샤), 2017.
- 츠루미 다카후미, 《食養生で病気を防ぐ(식양생으로 질병을 예방한다)》(효겐샤), 2013.

- 츠루미 다카후미, 《朝だけ断食(아침만 단식)》(학연플러스), 2015.
- 츠루미 다카후미, 《最高の食養生(최고의 식양생)》(효겐샤), 2018.
- 편집부, 《これは効く！食べて治す最新栄養成分事典(이것은 효과가 있다! 먹어서 치유하는 최신영양성분사전)》(주부의벗사), 2017.
- 편집부, 《ニンニク藥食レシピ(마늘 약식 레시피)》(마키노출판), 2014
- 포부스 야요이, 《小麦は今すぐ、やめなさい(밀은 지금 당장, 중단하세요)》(스페이스 샤워 네트워크), 2018.
- 후나세 슌스케, 《1日1食!!やってみました!(하루 한 끼, 실천해봤습니다)》(상고칸), 2014.
- 후나세 슌스케, 《3日食べなきゃ7割治る!(3일 굶으면 70퍼센트 치유된다)》(상고칸), 2014.
- 후지노 다케히코, 《敬異の天然つぼ酢-血液が若がえる(경이의 천연 항아리 식초 - 혈액이 회춘하게 한다)》(고단샤), 1997.
- 후지시로 히로시, 《40勢過ぎたら「1日2食」にしなさい(40세가 넘으면 '하루 두 끼' 드세요)》(미카사쇼보), 2015.
- 후지와라 히로미, 《病気を知る、防ぐ、治す 新・家庭の医学(질병을 알고, 예방하고, 치유한다. 신가정의학)》(겐다이서림), 2017.
- 후지타 고이치로, 《10キロ楽にやせる方法(10킬로그램 제대로 날씬해지는 방법)》(카도카와), 2016.
- 후지타 고이치로, 《ヤセたければ腸内「デブ菌」を減らしなさい(날씬해지고 싶으면 장내 '비만세균'을 줄이세요)》(와니플러스), 2017.
- 후지타 고이치로, 《腸内「ヤセ菌」を增やす最強ダイエットフード10(장내 '슬림세균'을 늘리는 최강 다이어트 식품)》(와니플러스), 2017.
- NHK스페셜취재반, 《腸内フローラ10の真実(장내 세균 집단 10의 진실)》(주부와 생활사), 2015.

- David Perlmutter, 《BRAIN MAKER/LITTLE》 (BROWN AND COMPANY), 2015.
- Norman W. Walker, 《Become Younger》 (Norwalk Press), 1949.
- Norman W. Walker, 《COLON HEALTH》 (Norwalk Press), 1979.
- Norman W. Walker, 《Fresh Vegetable and Fruit Juices》 (Norwalk Press), 1970.
- Norman W. Walker, 《Pure & Simple Natural Weight Control》 (Norwalk Press), 1981.
- Norman W. Walker, 《Water Can Undermine Your Health》(Norwalk Press), 1974.

■ 찾아보기

Foreign Copyright:
Joonwon Lee
Address: 10, Simhaksan-ro, Seopae-dong, Paju-si, Kyunggi-do,
        Korea
Telephone: 82-2-3142-4151
E-mail: jwlee@cyber.co.kr

비만, 왜 만병의 근원인가

2019. 8. 1. 초 판 1쇄 인쇄
2019. 8. 12. 초 판 1쇄 발행

지은이 | 김영진
펴낸이 | 이종춘
펴낸곳 | [BM] (주)도서출판 **성안당**

주소 | 04032 서울시 마포구 양화로 127 첨단빌딩 3층(출판기획 R&D 센터)
     | 10881 경기도 파주시 문발로 112 출판문화정보산업단지(제작 및 물류)

전화 | 02) 3142-0036
     | 031) 950-6300

팩스 | 031) 955-0510

등록 | 1973. 2. 1. 제406-2005-000046호

출판사 홈페이지 | **www.cyber.co.kr**

ISBN | 978-89-315-8818-7 (03510)

정가 | **15,000원**

이 책을 만든 사람들

책임 | 최옥현
진행 · 편집 | 정지현
교정 · 교열 | 안종군
본문 디자인 | 하늘창
표지 디자인 | 임진영
홍보 | 김계향
국제부 | 이선민, 조혜란, 김혜숙
마케팅 | 구본철, 차정욱, 나진호, 이동후, 강호묵
제작 | 김유석

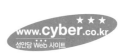

■ **도서 A/S 안내**

성안당에서 발행하는 모든 도서는 저자와 출판사, 그리고 독자가 함께 만들어 나갑니다.
좋은 책을 펴내기 위해 많은 노력을 기울이고 있습니다. 혹시라도 내용상의 오류나 오탈자 등이 발견되면 "좋은 책은 나라의 보배"로서 우리 모두가 함께 만들어 간다는 마음으로 연락주시기 바랍니다. 수정 보완하여 더 나은 책이 되도록 최선을 다하겠습니다.
성안당은 늘 독자 여러분들의 소중한 의견을 기다리고 있습니다. 좋은 의견을 보내주시는 분께는 성안당 쇼핑몰의 포인트(3,000포인트)를 적립해 드립니다.
잘못 만들어진 책이나 부록 등이 파손된 경우에는 교환해 드립니다.